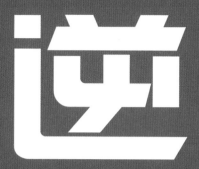

REVERSE

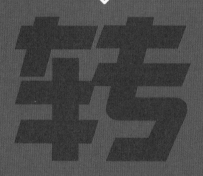

告别新发糖尿病
不是梦

李光伟　主编

何思娃　钱　鑫　副主编

U0272620

中国轻工业出版社

图书在版编目（CIP）数据

逆转．告别新发糖尿病不是梦 / 李光伟主编；何思
垚，钱鑫副主编 . —北京：中国轻工业出版社，2022.7
ISBN 978-7-5184-3972-0

Ⅰ.①逆⋯ Ⅱ.①李⋯ ②何⋯ ③钱⋯ Ⅲ.①糖尿病
—防治 Ⅳ.①R5

中国版本图书馆 CIP 数据核字（2022）第 067847 号

责任编辑：付　佳　关　冲
策划编辑：付　佳　翟　燕　　责任终审：李建华　　封面设计：伍毓泉
版式设计：悦然生活　　　　　责任校对：朱燕春　　责任监印：张京华

出版发行：中国轻工业出版社（北京东长安街6号，邮编：100740）
印　　刷：北京博海升彩色印刷有限公司
经　　销：各地新华书店
版　　次：2022年7月第1版第1次印刷
开　　本：710×1000　1/16　印张：12
字　　数：200千字
书　　号：ISBN 978-7-5184-3972-0　定价：49.80元
邮购电话：010-65241695
发行电话：010-85119835　传真：85113293
网　　址：http://www.chlip.com.cn
Email：club@chlip.com.cn
如发现图书残缺请与我社邮购联系调换
210237S2X101ZBW

　　国家卫生健康委员会发布的《健康中国行动》文件中显示，中国是全球糖尿病患病率增长最快的国家之一，糖尿病前期人群约 1.5 亿。

　　很多人不知道，本病是可以逆转和缓解的。本书中所提到的逆转和缓解，主要针对的是 2 型糖尿病。中国的大庆研究是全世界第一个证明用生活方式干预可以减少糖尿病发病率的研究。

　　对于糖尿病前期和新发糖尿病的朋友，可以先进行生活方式的干预，不少人进行干预后，血糖就可以回归到正常值，这就是"成功逆转"。

　　超重和肥胖是 2 型糖尿病发病的重要危险因素。2 型糖尿病患者常常伴有超重和肥胖，而肥胖则进一步增加 2 型糖尿病患者心血管疾病的发生风险。如果不解决肥胖就想解决糖尿病的问题，就像想解决污染而不解决二氧化碳排放一样。所以说，大家不仅仅要盯着血糖，还要盯着自己的体重。只有血糖正常，胰岛素正常，体重也正常，我们才有可能恢复健康的生活。

　　如果得了糖尿病，需要以非常积极的态度来对待糖尿病，因为新发糖尿病是有很大机会逆转的，逆转糖尿病以后，糖尿病并发症就可以有效避免。

　　谨以本书献给那些不甘于被本病夺走健康的人，也衷心祝愿所有的读者都能拥有自己理想的生活质量。

目录

第一章

体检发现血糖偏高
距离糖尿病有多远

人体的血糖是怎么一步步升高的　/12

血糖在人体内是怎么代谢的　/12

中国高血糖人群的比例高得吓人　/13

血糖失衡的原因：健康素养跟不上变富的速度　/14

你需要知道的几个重要血糖测试　/16

空腹血糖（FPG）了解胰岛基础功能，判断病情变化　/16

餐后2小时血糖（2hPG）提高糖尿病诊断准确率　/17

口服葡萄糖耐量试验（OGTT）诊断胰岛功能及有无

胰岛素抵抗　/18

糖化血红蛋白（HbA1c）调整降糖方案的重要依据　/19

14天持续葡萄糖监测（CGM）随时监测，不用扎手指/20

简单测试，看看大家的血糖危险程度　/22

糖尿病的危险程度检查　/22

应始终坚持的信念：看到希望、保持乐观、

抗糖持之以恒　/24

树立逆转糖尿病的信心　/24

控糖不要急于求成　/24

抗糖路上不要怕　/25

坦然面对　/25

专题　专家直播间　高效逆转糖尿病问答　/26

第二章

重新设定 2 型糖尿病的路径

6 年干预给你 30 年健康！ 影响世界的大庆糖尿病研究　/28

大庆研究的起因　/28

30 年大庆研究的三大成果　/30

糖尿病是生活方式病　/33

"500111 法则"——生活方式干预效果显著　/34

2 型糖尿病是有既定路径的　/35

启动糖尿病的逆转键　/35

糖尿病完全逆转的必要条件 ABCDE　/37

要早预防、早诊断、早治疗、早达标，逆转与缓解糖尿病　/38

早预防，早获益　/38

早诊断，听从医生的建议　/39

早治疗，越早开始效果越好　/40

早达标，尽快把病情控制下来　/41

三级预防，逆转与缓解糖尿病　/42

一级预防　/42

二级预防　/42

三级预防　/42

糖尿病前期，改变生活方式迫在眉睫　/45

警惕！ 糖尿病前期的危险信号　/45

什么是糖尿病前期　/46

糖尿病前期人群庞大，危害不小 /46

前 6 年是预防糖尿病的黄金期 /47

如何早期发现"糖尿病前期" /48

分级管理多管齐下，重视健康教育和生活方式干预 /50

高危者可考虑药物干预 /50

确诊为 2 型糖尿病！逆转与缓解得抓住"蜜月期" /53

警惕糖尿病的迹象 /53

确诊糖尿病的金标准是什么 /54

从担心、烦躁到认可、接纳 /54

糖尿病治疗的新变化——新发糖尿病的许多人不用治疗
一辈子 /55

将身体变成抗炎机器 /58

控制高血糖也要避免低血糖 /62

如果糖尿病已不可逆，该如何避免并发症 /63

糖尿病并发症，带病高质量生活也是成功 /65

得了并发症，如何带病延年 /65

糖尿病视网膜病变，呵护眼睛健康 /65

糖尿病足，严控血糖、避免溃疡、加强锻炼 /68

并发高血压，严格控制血糖和血压 /70

并发痛风，控制体内的血糖和嘌呤水平 /72

必要时用药，让疲劳的胰岛放个假 /74

改变生活方式若不奏效，及时开始药物治疗 /74

二甲双胍是降血糖的首选 /75

胰岛素是降服"糖魔"的有力武器 /77

用药时要注意什么 /79

专题 专家直播间 高效逆转糖尿病问答 /81

第三章

关于营养和血糖的科学真相

符合控糖原理的正确饮食 / 84

逆转认知 1 211 全平衡饮食法，不挨饿稳定血糖 / 84

逆转认知 2 所有的食物都会升高血糖，有的升得快，
有的升得慢 / 87

逆转认知 3 GI 的不完美和 GL 的引入 / 88

逆转认知 4 食物营养密度黄金法则 / 91

逆转认知 5 控好主食，血糖至少稳一半 / 93

逆转认知 6 坚守你的脂肪预算 / 97

逆转认知 7 糖尿病患者也能吃的水果清单 / 100

逆转认知 8 糖尿病患者≠不能喝粥 / 102

逆转认知 9 糖友如何通过解读食品标签选择合适的
食物 / 104

逆转认知 10 掌控饥饿感，摆脱焦虑 / 107

饮食生活新提案，吃得讲究，兼顾味蕾和控糖 / 110

燕麦 餐后血糖上升过快的克星 / 110

糙米 帮助控制血糖骤然升降 / 111

薏米 保护胰岛细胞 / 111

小米 帮助葡萄糖转化为热量 / 112

玉米 胰岛素的加强剂 / 112

红薯 有助于延缓脂肪的吸收速度 / 113

苦瓜 减轻胰岛负担 / 113

西蓝花 提高胰岛素的敏感性 / 114

冬瓜 有助于减重 / 114

黄瓜 适合高血糖人群充饥 / 115

洋葱 保护胰岛细胞 / 115

白菜 减缓餐后血糖升高 / 116

魔芋 控糖通便效果好 / 116

香菇　促进肝糖原合成　　　　　　　　　　　　/117

黄豆及其制品　平稳血糖，改善糖耐量　　　　/117

牛瘦肉　提高胰岛素原转化为胰岛素的能力　　/118

猪瘦肉　补充优质蛋白质，消除疲劳　　　　　/118

鲫鱼　调脂调血糖　　　　　　　　　　　　　/119

虾　补充蛋白质和锌　　　　　　　　　　　　/119

饮食逆转糖尿病计划　　　　　　　　　　　/120

逆转计划1　降低热量，维持理想体重　　　　　/120

逆转计划2　均衡膳食，营养不过剩不欠缺　　　/121

逆转计划3　膳食纤维多一些，防止餐后血糖升高　/122

逆转计划4　限制脂肪摄入量，预防并发症　　　/122

逆转计划5　发展社会支持系统　　　　　　　　/123

专题　专家直播间 高效逆转糖尿病问答　　　　/124

第四章
高效运动 为血糖健康赋能

运动增加肌肉的葡萄糖吸收能力，促进糖代谢 /126

逆转认知1　运动后的胰岛素敏感性增强现象会

　　　　　持续 48 小时　　　　　　　　　　/126

逆转认知2　你真的了解你的身体吗？运动前先来

　　　　　评估下　　　　　　　　　　　　/127

逆转认知3　拼命运动却效果甚微？糖尿病运动谣言，

　　　　　你信了几条　　　　　　　　　　/130

**从零开始科学进阶，建立从功能到体能的
训练路线**　　　　　　　　　　　　　　　　/132

逆转认知4　记住这个奇数组合：13579　　　　/132

逆转认知5　最佳的运动方案是联合锻炼——

　　　　　有氧 + 无氧　　　　　　　　　　/134

逆转认知6　有氧运动做起来，最好的时机就是现在/135

逆转认知7 认真对待抗阻训练，并将其融入日常
生活 / 140

逆转认知8 学会拉伸，告别僵硬，找回零疼痛的
身体 / 143

逆转认知9 上下班时间悄悄在车里锻炼 / 146

逆转认知10 太热？太冷？糟糕天气如何运动 / 147

运动逆转糖尿病计划 / 148

逆转计划1 没时间运动？化整为零，利用好片段化运动
时间 / 148

逆转计划2 动起来，从持续性有氧运动开始 / 150

逆转计划3 进阶之路，高强度间歇训练（HIIT） / 152

逆转计划4 循环训练，减脂肪、提高代谢 / 156

专题 专家直播间 高效逆转糖尿病问答 / 158

第五章

减重成功 60% 的糖尿病都可以逆转

持续减重，糖尿病逆转的关键 / 160

逆转认知1 皮革马利翁效应，减重先建立正向的
积极反馈 / 160

逆转认知2 轻断食完整指南，有效减重和控制糖尿病
的安全饮食法 / 162

逆转认知3 改变吃饭顺序，控糖减重 / 165

逆转认知4 不要用食物缓解情绪问题 / 166

逆转认知5 没禁住诱惑怎么办？今天犯错明天补救 / 167

逆转认知6 欺骗大脑"我正在吃饭"的3个办法 / 168

健康减重计划 / 169

逆转计划1 需要减几斤，有效制定减重目标 / 169

逆转计划2 记录式减重，戒掉发胖的习惯 / 170

逆转计划3 拒绝空喊口号，减重从现在开始 / 171

逆转计划 4　烹饪方式来一点小变化　　/172

逆转计划 5　饮食习惯来一点小变化　　/174

逆转计划 6　生活方式来一点小变化　　/176

专题　专家直播间 高效逆转糖尿病问答　　/178

第六章

经常熬夜，血糖飙升
每天要保证 7~8 小时高质量睡眠

睡眠差是如何影响血糖水平的　　/180

睡眠差对血糖的影响　　/180

良好睡眠的三个标准　　/181

如何获得一个充足的睡眠　　/182

规律的起床时间　　/182

保持你的睡眠环境尽可能暗一些　　/182

保持卧室的凉爽舒适　　/183

远离电子设备　　/183

进行噪声控制　　/184

营造卧室安全感　　/184

高效睡眠逆战糖尿病计划　　/185

逆转计划 1　利用好黄金 90 分钟睡眠法则　　/185

逆转计划 2　利用体温开关，让身体和思维切换到

　　　　　　"睡眠模式"　　/186

逆转计划 3　关闭脑部开关，让睡眠模式化　　/188

逆转计划 4　调整睡姿，进入高质量睡眠　　/189

专题　专家直播间 高效逆转糖尿病问答　　/191

第一章

体检发现血糖偏高
距离糖尿病有多远

人体的血糖
是怎么一步步升高的

血糖在人体内是怎么代谢的

　　血糖在体内的代谢是由胰岛素调节的。葡萄糖进入血液成为血糖，胰岛素相当于一个火车站的总调度，决定血糖到身体的哪个部位，发挥什么作用。是立即被吸收利用，向细胞提供短期内所需的热量，还是被储存在脂肪、肝脏和肌肉中，供身体长期利用。

　　如果因不良的饮食习惯及生活习惯等原因造成胰岛素抵抗，使胰岛素分泌减少或者胰岛素工作能力下降，血糖升高后，降不下来，就会发生 2 型糖尿病。

摄入碳水化合物（粮食、薯类、水果等）

经唾液、胰液、肠液消化，转化为葡萄糖

葡萄糖由小肠吸收，运输到肝脏

葡萄糖经由血液运送到全身，成为各个组织和肌肉的能量。这时胰岛素的作用是将葡萄糖运送到组织细胞中去

葡萄糖经由血液运送到全身，成为各个组织和肌肉的能量。这时胰岛素的作用是将葡萄糖运送到组织细胞中去

多余的葡萄糖以糖原的形式储存在肝脏，或以脂肪的形式贮藏在脂肪细胞中

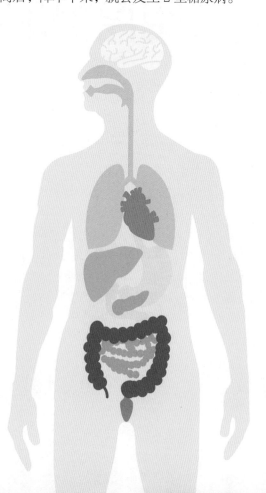

中国高血糖人群的比例高得吓人

据《中国 2 型糖尿病防治指南（2020 年版）》显示，目前，我国 18 岁及以上人群的糖尿病患病率为 11.2%，居全球首位，中国已经成为糖尿病大国。更可怕的是，中国的糖尿病现状有越演越烈的态势，值得每一个人深思。

每 2 个成年人中，就有 1 个属于糖尿病高危人群

 相当于

一节拥挤的车厢内，有一半的糖尿病预备军， 可是他们浑然不知，真危险！

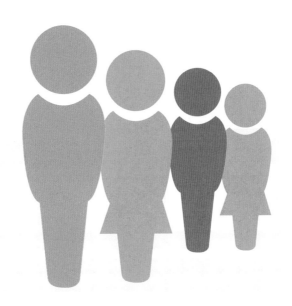

如果不重视起来，及时改变生活习惯，这些糖尿病候选人将来发展成糖尿病的可能性为 **6 年内 69%，20 年内 92%**。也就是说从长远看，几乎无人能幸免

提醒我们：
必须积极行动起来，
和糖尿病做斗争

血糖失衡的原因：健康素养跟不上变富的速度

在观察糖尿病与饮食习惯的联系时，发现一个有意思的现象。

> 较多的能量摄入在促进 2 型糖尿病进展的过程中起了重要的作用

在 20 世纪六七十年代的中国，大多数人的饮食结构比较传统，碳水化合物提供了 70% 的能量，其主要来源于蔬菜、豆类和麦类等复合碳水化合物，以及少量的精制碳水化合物，如精白米面。仅有 15% 的能量来源于脂肪，剩下的 15% 来源于蛋白质。一生都坚持这样饮食的人，2 型糖尿病的发病率是非常低的。

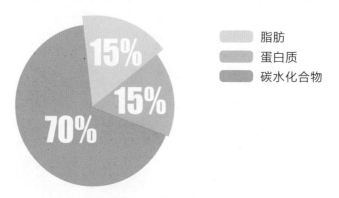

脂肪
蛋白质
碳水化合物

20 世纪 80 年代后，中国社会发生了翻天覆地的转变，普通人能吃到的油、盐、糖，远远超出了正常的生理需要，其摄入量也远远超过我们的先辈。

但是，我们的身体机制，仍旧停留在适应"食物短缺"的生活状态中。比如，"节俭基因说"就认为，当人们企图采用饥饿减重时，身体会自动降低基础代谢，减少热量消耗。而在恢复正常饮食后，它又会促使身体加快热量向脂肪的转化，反而让减重者更胖了。这种机制，是和食物短缺年代的人类普遍生存状态完全符合的。但是，并不适应现代的生活方式。如果我们大量地吃，过多摄入各种食物和营养，结果就是超重、肥胖、胰岛素抵抗的人越来越多，糖尿病越来越多。

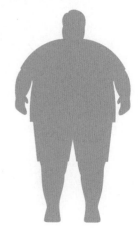

我看"逆转"

逆转不等于治愈，它不保你一辈子的险！
但指日可待的是，
病情能缓解到正常，并保持数年至数十年。

逆转是报喜鸟，不是终点站。
逆转能否实现靠血糖，能否长久那是减肥说了算。
血糖控制超完美，逆转实现就在眼前。
体重越接近理想值，逆转维持的时间越久远！

逆转对糖尿病是轨迹的转变，
对 β 细胞是重掌降糖大权。
逆转对糖尿病患者是生命轨迹的转变，
他（她）们的"血不再甜"，而命更甜！

实现了逆转，
他（她）们脚下踩的将是不一样的地，
他（她）们眼看见的将是不一样的天！
他（她）们的心脏更有力，肾脏志更坚，
"心脑肾眼"齐心协力，迎接更加美好的生活，一往无前。

快点儿来吧，大家欢迎你，逆转！

你需要知道的几个重要血糖测试

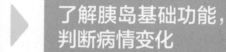

空腹血糖
（FPG） ▶ 了解胰岛基础功能，判断病情变化

正常值 | 3.9~6.1毫摩/升

空腹血糖是指在隔夜空腹（至少8～10小时未进食任何食物，饮水除外）后，早餐前（6～8点）采集的血样所测定的血糖值。空腹血糖为糖尿病最常用的检测指标，反映胰岛 β 细胞的功能，代表基础胰岛素的分泌功能。

为了解胰岛素的基础功能，判断病情变化以及前一天晚间的用药剂量是否合适，应检测空腹血糖。

空腹血糖重复性好，是糖尿病诊断必查项目。测定空腹血糖时，应注意空腹的时间不要太长或太短，否则会影响结果的判定。测量前，也别进行剧烈的运动，以免影响检测结果。

维生素C停服3天后再检查，以防误导检查结果

维生素C可与化验血糖的试剂发生化学反应，使化验出的血糖数值偏低。如果糖尿病患者在静脉注射维生素C后再化验血糖，会影响其结果。因此，为了提高血糖检测的准确性，应在进行血糖化验的前3天停用维生素C。需要注意的是，维生素C只会影响糖尿病患者化验的结果，不会真的使患者的血糖水平大幅波动，因此，平时可以放心地服用维生素C

餐后 2 小时血糖（2hPG） ▶ 提高糖尿病诊断准确率

正常值 | 4.4~7.8 毫摩 / 升

"餐后 2 小时血糖"是指从吃第一口饭开始计时，之后整 2 小时测定的血糖值。餐后 2 小时血糖是反映胰岛 β 细胞储备功能的重要指标，有助于发现可能存在的餐后高血糖。同时，餐后 2 小时血糖能较好地反映进食及使用降糖药是否合适，这是空腹血糖不能完全反映的。

另外，检测餐后 2 小时血糖不影响正常服药或打针，也不影响正常进食，所以测量时，应保持与平时一样的时间和剂量服药、注射胰岛素和进食。

告诉你一个真实的我
——β 细胞的表白

我醉了，又醒了，
那"甜甜傻傻"的醉
是为了
"澈澈爽爽"的醒。

我去了，又来了，
那悄悄地去
就像
我悄悄地来。

透视 β 细胞功能衰竭

日薄西山气息奄，
垂而不死为哪般？
只为"糖毒"长摧残，
无奈冬眠避严寒。

只待风刀霜剑去，
抖擞精神再出山。
不是脱胎又换骨，
实为再现真容颜。

口服葡萄糖耐量试验（OGTT）		诊断胰岛功能及有无胰岛素抵抗

正常值	空腹 3.9~6.1 毫摩 / 升
	1 小时 < 9 毫摩 / 升
	2 小时 < 7.8 毫摩 / 升
异常值	2 小时　7.8~ < 11.1 毫摩 / 升　糖尿病前期
	2 小时 ≥ 11.1 毫摩 / 升　糖尿病

做口服葡萄糖耐量试验前 3 天，应按日常的饮食习惯摄入足够的热量。试验前一天，晚餐后禁食，空腹过夜 8 小时以上。试验期间不做剧烈运动，不喝咖啡、茶，不吸烟，避免应激刺激。

测试当天上午 8 点前，服葡萄糖 75 克（将无水葡萄糖粉 75 克溶于 300 毫升温开水中），在 5 分钟内喝完。在服葡萄糖前及服葡萄糖开始后 1 小时、2 小时分别采静脉血测血糖。若想要了解胰岛素分泌能力，同时采血测胰岛素。

做 OGTT 需要注意什么

- 做 OGTT 的前一天要清淡饮食，适当控制糖分的摄入，但也不要过分控制，否则反映不出真实情况
- 试验前 3 天内停用一切影响血糖的药物，如利尿药、避孕药、降血糖药及激素等。不能停药的人做这个试验要告知医生并请其解读结果
- 喝葡萄糖粉的时候，要尽量将糖粉全部溶于水中。如果喝的过程中洒了一部分糖水，将影响准确性，建议改天重新检查

糖化血红蛋白（HbA1c） ▶ 调整降糖方案的重要依据

正常标准 | 6.5% 以下

糖化血红蛋白（HbA1c）是血液中红细胞内的血红蛋白与血糖结合的产物。血红蛋白在红细胞里的工作是负责携带、运输氧气，当其与血液中的葡萄糖相遇后就会相互结合，糖化血红蛋白就此"诞生"。糖化血红蛋白越高，表示血糖与血红蛋白结合越多，糖尿病病情也越重。

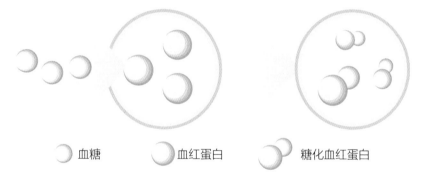

◯ 血糖　　◯ 血红蛋白　　◯ 糖化血红蛋白

大多数人都意识到了空腹和餐后 2 小时血糖监测是非常重要的，觉得这两个指标正常，就算控糖成功了。这种认识是对的。但是每天多次测血糖很多人做不到。还有一个糖尿病血糖控制水平的标准就是糖化血红蛋白，它是评估长期血糖控制状况的金标准。

空腹和餐后血糖反映的是某一具体时间的血糖水平，比较容易受到进食和糖代谢等因素的干扰。而糖化血红蛋白能反映测定前 2 ~ 3 个月的平均血糖水平，不会受到是否空腹、抽血时间、是否使用胰岛素等因素的干扰，因此这个结果是相对稳定可靠的，是判断糖尿病患者长期血糖控制情况的良好指标。一般情况下，控制不好空腹血糖或餐后血糖，糖化血红蛋白的结果就不会太乐观。

因为糖化血红蛋白反映的是血糖平均水平，它的缺点是不能反映血糖控制是否平稳。

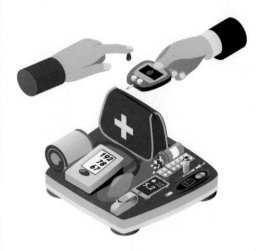

《中国 2 型糖尿病防治指南（2020 年版）》建议，我国 2 型糖尿病综合控制目标是糖化血红蛋白 < 7%，如果超过 7%，就要调整目前的饮食、运动、用药等的治疗方案。在治疗之初至少每 3 个月检测一次，一旦达到治疗目标可每 6 个月检测一次。

不过这一数值并不是绝对的，还要参考患者的年龄、病程、预期寿命、并发症等的严重情况，综合评估后再来确定如何控制，即控制目标个体化。

糖化血红蛋白的局限性

糖化血红蛋白是血糖监测的重要指标，但由于目前我国的糖化血红蛋白的检测质量欠佳，糖尿病诊疗指南尚未把糖化血红蛋白作为诊断标准。红细胞寿命、贫血、海拔等因素也会影响糖化血红蛋白的检测结果。

另外，糖化血红蛋白不能像持续血糖监测技术那样可以提供某一时段内连续、全面的血糖情况，也难以反映低血糖和血糖波动的情况，因此还要结合其他血糖监测方法，才能全面了解患者的血糖代谢情况。

| 14 天持续葡萄糖监测（CGM） | | 随时监测，不用扎手指 |

CGM 是指通过葡萄糖传感器连续监测皮下组织间液的葡萄糖浓度变化的技术，可以提供更全面的血糖信息，了解血糖变化的特点。CGM 会定期监测血糖水平，如果血糖过低，仪器就会发出警报。即使在睡眠中有低血糖症，CGM 也会警报提醒。

◉ 随时监测你的健康情况

与糖尿病长期共处，要经常监测你的整体健康情况，包括血糖水平及与糖尿病相关的并发症。下面的表格是为期 1 年的医疗清单，列出了与糖尿病相关的一些重要检测和检查，建议按照这个要求进行相关检查。为了更充分地利用这个表格，建议复印好贴在你容易看到的地方。

测试 / 检查	目标	检查频率	检查结果	检查日期
糖化血红蛋白	< 7%	3~6 个月 1 次		
总胆固醇（TC）	< 200 毫克 / 分升（5.2 毫摩 / 升）	3~6 个月 1 次		
低密度脂蛋白（LDL）	< 100 毫克 / 分升（2.6 毫摩 / 升）	1 年 1 次		
高密度脂蛋白（HDL）	男性 > 40 毫克 / 分升（1.0 毫摩 / 升）女性 > 50 毫克 / 分升（1.3 毫摩 / 升）	3~6 个月 1 次		
甘油三酯（TG）	< 150 毫克 / 分升（1.7 毫摩 / 升）	1 年 1 次		
尿微量白蛋白	< 30 微克 / 毫克	1 年 1 次		
眼底检查	早期检测	1 年 1 次		
足部检查	早期检测	3~6 个月 1 次		
足部检查 - 自查	早期检测	每天		
血压	< 130/80 毫米汞柱	3~6 个月 1 次		
腰围	男性 < 90 厘米 女性 < 85 厘米	每次就诊		
体质指数（BMI）	< 24 千克 / 米^2	每次就诊		
压力测试	早期检测	出现胸疼、异常心电图、年龄超过 35 岁、久坐等的人群应遵医嘱检查		
流感疫苗	早期预防	1 年 1 次		

简单测试，
看看大家的血糖危险程度

其实，血糖升高了，身体是会一直会对你发出种种信号。通过下面这些，看看你现在的危险程度吧！

糖尿病的危险程度检查

A 肥胖度、遗传、生活习惯检查
（ Q1、Q2 各 3 分，Q3~Q14 各 1 分 ）

- ☐ **Q1** 亲属（3 代以内）有糖尿病患者
- ☐ **Q2** 男性腰围 90 厘米以上，女性腰围 85 厘米以上
- ☐ **Q3** BMI 曾达到过 25.0 以上
- ☐ **Q4** 跟 20 多岁时相比体重上升了 10%
- ☐ **Q5** 年龄在 40 岁以上
- ☐ **Q6** 经常吃畜禽肉多过吃鱼
- ☐ **Q7** 喜欢吃盖浇饭
- ☐ **Q8** 每次进餐速度过快，进食时间过短
- ☐ **Q9** 每天喝酒
- ☐ **Q10** 经常喝甜饮料
- ☐ **Q11** 经常吃甜点和膨化食品等零食
- ☐ **Q12** 不走楼梯，常使用电梯或自动扶梯
- ☐ **Q13** 从事的工作没有体力活动，也没有定期运动的习惯
- ☐ **Q14** 生活和工作压力很大

A、B 项共 2 分以下	成为糖尿病或后备军的可能性很低。要保持至今为止的适度饮食，适当运动，努力预防。
A 项 3~9 分， B 项 3~5 分	要警惕了，有变成糖尿病前期的可能。请去做血糖检查和糖化血红蛋白检查，掌握自己的健康状态。此时，还能恢复健康，应积极采取饮食疗法和运动疗法，快快行动起来。
A 项 10 分以上， B 项 6 分以上	有可能已经患上了糖尿病。应立即接受医生的干预，制订治疗计划。特别是符合 Q21~Q26 的症状时，说明你有很大的概率已经患上糖尿病了。

B 自觉症状检查
（各 1 分）

Q15　睡眠质量差

Q16　轻微活动就觉得很疲惫

Q17　经常感到饥饿，吃很多东西也没有饱腹感

Q18　最近变胖了

Q19　口渴，大量饮水

Q20　如厕次数增多，尿量也多

Q21　吃得很多，体重却下降了

Q22　上楼梯感到心悸和呼吸困难

Q23　皮肤干燥、瘙痒

Q24　脚容易水肿，有时腿抽筋

Q25　手脚尖感到麻木

Q26　看东西模糊，眼睛看不清

注：分数若不符合上面的三种情况时，以 B 项的分数优先判定。

应始终坚持的信念：看到希望、保持乐观、抗糖持之以恒

不少人在得知血糖偏高时，就开始焦虑、烦躁，心理也会有阴影，严重的还会影响日常生活。其实，这不是糖尿病本身的原因，而是思想束缚了行为。摆脱了这种束缚，大家也可以像正常人一样生活了。不妨试试下面几种方法。

树立逆转糖尿病的信心

希望在前

糖尿病前期人群先不要给自己扣上糖尿病的帽子。通过调整日常的饮食、运动，如有必要及时用药干预，大部分人是可以将血糖恢复到正常水平的。

即使真的确诊了糖尿病，这病也是可控制之症。只要能注意生活方式的调整，遵医嘱治疗，就可以把糖尿病控制到理想状态。完全可以过和正常人一样的生活，正常的学习、工作、结婚、生子、旅行。

控糖不要急于求成

持之以恒

有时候大家的血糖可能控制得不够好，或不够稳定，千万别急于求成，更别责怪自己，不要道听途说，找偏方。应去寻求医生的帮助，调整完善目前的方案。控糖要做好打持久战的准备，血糖控制好了，仍要继续坚持，采取综合干预措施，将正常的血糖水平一直稳定住，这才是真正的治疗。

抗糖路上不要怕

行为上敢于突破自我

大家要克服畏难情绪，敢于突破自我，做一些自己以前没有做过的事情。

把控糖融入到生活中，形成一种习惯，习惯成自然，自然就能把血糖控制得很好。只要我们脚踏实地，一步一个脚印，按照医生的建议做到位，一定会实现健康的目标。

当大家按照这些要求执行并取得了阶段性小目标的时候，一定要想办法奖励自己，比如从心里告诉自己，"我做得很棒"。

坦然面对

顺应自然，为所当为

大家每天都有很多常规的事情要做，也可能要面对一些突发情况或事件，无论是常规还是突发，最核心的就是顺应自然。

没发生的事情别多想，别焦虑。事情发生了，我们一件一件去处理。别今天刚检查出血糖偏高，就脑补了一堆并发症以后的事情，这是庸人自扰。

这本书传递的信息，一方面是希望在学习了解书中知识的基础上，提高健康水平，让自己更加幸福；另一方面，也要保持乐观的态度，因为你已经在血糖代谢恢复过程中迈出了第一步，为你健康和充满活力的生活打下了坚实的基础。

为什么血糖值会居高不下？

当人们大吃大喝、狼吞虎咽，摄入糖分很高，大量的糖分瞬间大量涌进血液中，胰腺则火力全开，拼命分泌胰岛素，但还是远远供不应求。这时，如果稍微运动一下身体就可以消耗一些糖分。但如果不采取任何措施，长期保持这样的饮食习惯，总有一天胰腺会疲惫不堪，引起功能障碍，胰岛素分泌不足，最终导致血糖居高不下。

其实，只要能改善暴饮暴食、偏食、进餐过快、运动不足等情况，就会给胰腺提供很大的帮助。

只有胖子会得糖尿病吗？

大家已经知道肥胖和代谢综合征是导致糖尿病的原因之一，要加以改善。不过，也有很多并不胖的人患上了糖尿病。事实上，这种消瘦型糖尿病也不少见。

亚洲人的胰腺比欧美人要弱，欧美式的高脂高糖的快餐饮食对亚洲人来说的确是负担过重了。对于胰腺较弱、胰岛素分泌较少的人来说，有些人很瘦也患上了糖尿病。

糖尿病会传染吗？

不会传染，但有遗传倾向。父母都患有糖尿病，其子女患糖尿病机会大增，但也并非一定患糖尿病；若父母只有一个有糖尿病，则子女患糖尿病的概率也比正常人高。糖尿病患者的子女注意饮食、控制体重、适当运动是可以避免患糖尿病的。

没食欲时，能不吃饭，顺便减减重吗？

很多高血糖人群有时会没有食欲，特别是在盛夏，胃口大大减小。这时候千万不能为了控糖而选择节食、不吃主食。天气热不仅出汗多，能量消耗得也快，如果选择不吃饭或者不吃主食，就会出现低血糖、营养不良等现象。

第二章

重新设定
2 型糖尿病的路径

6 年干预给你 30 年健康！
影响世界的大庆糖尿病研究

提到人类与糖尿病的抗争史，大庆研究绝对是最为浓墨重彩的一笔。1997年，享誉世界的糖尿病杂志《糖尿病治疗》发表了一篇来自中国的研究《大庆糖尿病预防研究》，是我的老师潘孝仁教授带领团队多年研究的成果。这引起了学术界的强烈反响，之后许多年都被世界认为是里程碑式的研究，数年后美国和芬兰才对此做出相关研究。

这一研究首次证实，生活方式干预对糖尿病具有长期的预防作用，还能有效降低糖尿病引起的心脑血管事件和死亡风险。

大庆研究的起因

20世纪60年代初，中国为了摆脱"贫油"的帽子，在大庆地区开展了大规模的石油勘探和油田开发，并获得了极大成功，这就是著名的"大庆石油会战"。

石油会战对油田职工生活带来了很大改善。逢年过节，油田职工都会收到单位分发的肉、油、米、酒等，家家户户喜气洋洋。

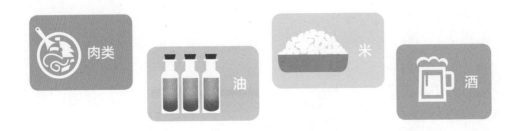

当时在全国范围内，人们对糖尿病还很陌生，大庆地区的糖尿病患病率也不足1%。但是，随着物质生活的逐渐优越，由此导致的健康问题也随之出现。因为"吃得好、动得少"，当地肥胖和糖尿病的患病率开始上升。

1986 年，我们在大庆启动了糖尿病研究试验，总共筛查了 11 万人，从中发现 577 名糖尿病前期患者（糖耐量减低）。他们被分成 4 组：饮食干预组，要求限制糖和酒的摄入，每天热量低于 25 千卡／千克体重，肥胖者须适当减重；运动干预组，一周运动 5 天，每天散步半小时或进行等量的其他运动；饮食运动联合干预组要求饮食运动都做一些；对照组，则不做任何要求。坚持干预 6 年（1986~1992 年）后，我们发现，各干预组糖尿病发病率都显著低于对照组。结论是，通过简单的生活干预糖尿病风险可降 51%。此研究结果一发布，在全世界引起强烈反响，并掀起了全球关于糖尿病预防的研究热潮。

对这 577 人追踪观察 20 年（1986~2006 年）后发现，对照组的那组人93% 发生了糖尿病，且其中的 17% 已死于心脑血管疾病，另有 12% 死于其他疾病，此外 44% 的人至少经历过一次心肌梗死或脑卒中。而经过干预者，20年间糖尿病的发生率比前者低 43%。6 年生活干预能带来 14 年的预防效果，这带给了我们很大的惊喜。

截至 2016 年，这 30 年的随访发现，饮食与运动都能够减少心脑血管病的发病率，但是，凡是与限制吃饭有关的，即需要控制饮食的人，其预防糖尿病的效果比运动组的人还要好，所以，想要预防糖尿病，控制饮食更重要。当然，有效的运动也非常重要，最好持之以恒，1 周运动 5 天，每天至少 30 分钟。

把运动与饮食结合起来就更好了，大庆研究证明，6 年的生活干预，会换来四大好处。

1 干预 6 年后，有 20% 的人成为了健康人，有 30% 的人没成为糖尿病患者，但也没有回归到正常。当然，也有大概 40% 的人坚持得不好或者过于肥胖，得了糖尿病

2 结果发现，30 年间心脏病、脑血管病变减少了 26%；视网膜病变、肾病还有神经病变减少了 35%

3 6 年生活干预，寿命延长了 1.4 年。平均 1 年干预就延长两个半月的寿命

4 总干预组人群患糖尿病，患急性心肌梗死、脑梗死都推迟了 5 年

可以说，在糖尿病发病率增速高、医疗资源有限的地区，生活方式干预是应对糖尿病前期和糖尿病最实际和最具成本 - 效益的方式。

为什么选择大庆作为研究地点？原因大概有下面三点。

- 人民的生活水平比较高，这正是糖尿病高发的潜在因素。
- 流动人口较少，方便跟踪随访。
- 各工厂都配备诊所，医生充裕，能满足研究需要。

30 年大庆研究的三大成果

1 证明了糖尿病前期患者是糖尿病的高危人群，又是心脑血管疾病和死亡的高危人群，但糖尿病是可以预防的！

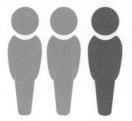

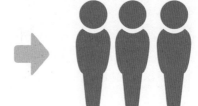

以前认为，10 年间，3 个糖耐量减低（IGT）患者中可能只有 1 个会发展为糖尿病。

研究证实，**如果不干预，20 年间几乎所有的 IGT 人群都会发展成糖尿病！**

2 生活方式预防糖尿病作用持久，可持续 10 年以上甚至更久！

对糖尿病前期人群进行 6 年的生活干预，能使糖尿病的发病率下降

51%

即使积极生活干预终止，也会存在长期后续效应，其降低糖尿病发病的作用可持续

20 年

3 预防糖尿病可能降低心脑血管病和死亡发生的风险

1986~2006 年的 20 年间，血糖轻度升高的人群若未加干预，将会是下面的结局。

93%
发生糖尿病

17%
几乎失明

33%
离开人世

44%
至少经历过一次
心梗或脑卒中

但生活方式干预可
使**心脑血管病死亡
率**在 20 年间下降 **17%**

使**严重微血管病变**
（包括致盲的视网膜
病变）发生率下降 **47%**

研究进行到第 23 年也就是 2009 年，又得到了令人惊喜的结论！

生活方式干预 ▶

心血管死亡率减少了
40%

全因死亡率减少了
30%

这是中国研究者在全世界第一次证明，**生活方式干预可以减少死亡！**
此外，通过对研究对象的常年追踪调查还发现：
无论男女，糖尿病患者比血糖正常人群的寿命要短！

血糖正常人群的寿命

糖尿病患者人群的寿命

缩短 **10** 年，甚至更多！

在长达 23 年的调研期间，630 例糖尿病患者中仅有四成健在，519 名血糖正常者还有八成健在。

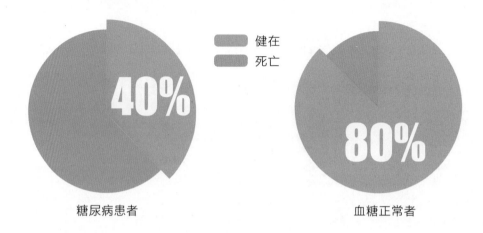

糖尿病患者   血糖正常者

已去世的糖友中，近半数死于心脑血管疾病，其中有一半死因是脑卒中。可见，糖尿病的头号敌人就是心脑血管疾病。

与发达国家比较，中国糖尿病患者死于脑卒中者不在少数，与心脏病所造成的死亡率几乎相同，西方糖尿病患者则绝大多数死于心脏病。中国糖友的主要死因还包括肾衰竭、感染和高血糖相关的并发症等。

大庆研究 23 年随访结果发布在了 2014 年的《柳叶刀·糖尿病与内分泌学》杂志上。一系列研究给我们的最重要的启示就是：对糖尿病来说，"防"远比"治"更重要！

本研究的 30 年随访结果不仅证实了大庆研究的 20 年随访结果和 23 年随访结果，而且还在世界上第一次证明了生活方式干预可以降低糖耐量减低人群心脑血管事件和微血管病变的发生率。

糖尿病预防的核心在于改变生活方式，这些道理大家都知道，却很难真正做到位。在不少西方国家，糖尿病这一大家眼中的富贵病却成为了穷人的病，究其原因，是西方发达国家的富裕人群更注重健康，做到了合理饮食和坚持运动。

这样的意识是我们所欠缺的，应当加以反思和改正。我们应当牢记大庆研究的宝贵经验，"管住嘴、迈开腿，"知易行难。但只要坚持下去，我们就能预防糖尿病的发生，收获健康、快乐和幸福。

糖尿病是生活方式病

先来了解一下，为什么要让糖尿病消失？糖尿病除了家族遗传，就是长期的不良生活方式造成的，最主要的是吃得太多，活动太少。很多人都不能拒绝美味的诱惑，所以每个人都有机会患上糖尿病。生活方式不好，数年以后就可能会成为糖尿病的高危人群，也是糖尿病的后备军。

◉ 高危人群

成年人下列项目中具有任何一项及以上者即为糖尿病高危人群。

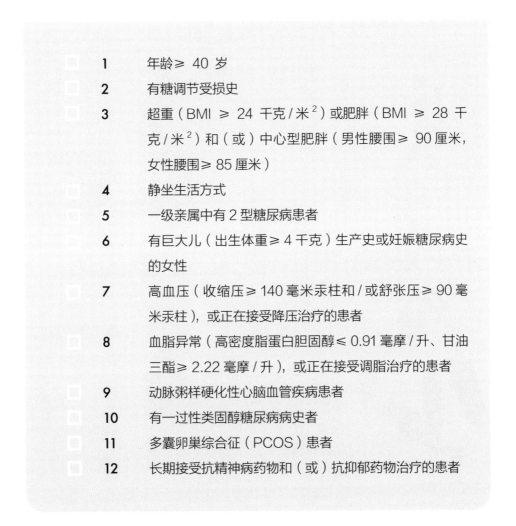

1　年龄 ≥ 40 岁

2　有糖调节受损史

3　超重（BMI ≥ 24 千克 / 米 ^{2}）或肥胖（BMI ≥ 28 千克 / 米 ^{2}）和（或）中心型肥胖（男性腰围 ≥ 90 厘米，女性腰围 ≥ 85 厘米）

4　静坐生活方式

5　一级亲属中有 2 型糖尿病患者

6　有巨大儿（出生体重 ≥ 4 千克）生产史或妊娠糖尿病史的女性

7　高血压（收缩压 ≥ 140 毫米汞柱和 / 或舒张压 ≥ 90 毫米汞柱），或正在接受降压治疗的患者

8　血脂异常（高密度脂蛋白胆固醇 ≤ 0.91 毫摩 / 升、甘油三酯 ≥ 2.22 毫摩 / 升），或正在接受调脂治疗的患者

9　动脉粥样硬化性心脑血管疾病患者

10　有一过性类固醇糖尿病病史者

11　多囊卵巢综合征（PCOS）患者

12　长期接受抗精神病药物和（或）抗抑郁药物治疗的患者

"500111法则"——生活方式干预效果显著

500111法则是我和我的团队在总结大庆实验成果的过程中提出的，这个法则可以让更多人找到自己最健康的生活方式，避免成为糖尿病的后备军，也是大庆糖尿病预防研究最宝贵的经验之一。

此法则的内容就是：第一，每周至少运动5天；第二，晚餐后不再进食，不喝甜饮料；第三，每天至少减少一两（50克）主食，每天至少吃一斤蔬菜，每周跟朋友聚餐最多一次。

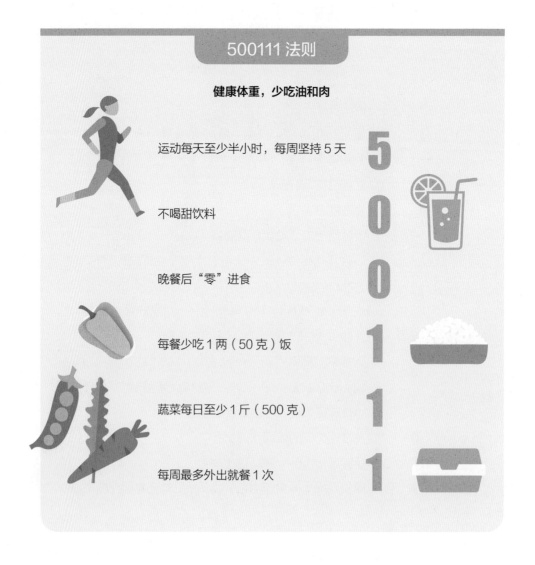

500111法则

健康体重，少吃油和肉

运动每天至少半小时，每周坚持5天

不喝甜饮料

晚餐后"零"进食

每餐少吃1两（50克）饭

蔬菜每日至少1斤（500克）

每周最多外出就餐1次

2 型糖尿病是有既定路径的

启动糖尿病的逆转键

糖尿病以高血糖为主要标志，是遗传因素和环境因素共同作用的结果，主要分为 1 型糖尿病和 2 型糖尿病两种主要类型。

1 型糖尿病通常与免疫异常有关，是胰岛素绝对不足造成的，常在幼年和青少年阶段发病

2 型糖尿病通常随着时间的推移而进展。在这期间，有的人会经历不同的糖代谢紊乱阶段，从血糖正常到胰岛素抵抗→糖尿病前期→2 型糖尿病→糖尿病并发症，这个连续的发展过程就是糖尿病的既定路径。再次提醒下，本书中所提到的逆转，主要针对的是 2 型糖尿病

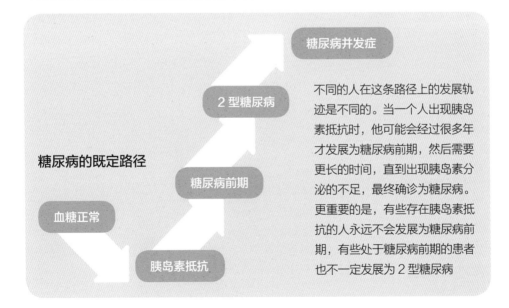

糖尿病并发症

2 型糖尿病

糖尿病前期

血糖正常

胰岛素抵抗

糖尿病的既定路径

不同的人在这条路径上的发展轨迹是不同的。当一个人出现胰岛素抵抗时，他可能会经过很多年才发展为糖尿病前期，然后需要更长的时间，直到出现胰岛素分泌的不足，最终确诊为糖尿病。更重要的是，有些存在胰岛素抵抗的人永远不会发展为糖尿病前期，有些处于糖尿病前期的患者也不一定发展为 2 型糖尿病

糖尿病的逆转路径

糖尿病前期患者

通过改变饮食、生活习惯，血糖是可以完全恢复到正常水平的

早期患者

通过胰岛激活，5年内的糖尿病患者，大多可以恢复到健康状态

中期患者

糖尿病得了5~10年的，仍然可以恢复一些胰岛功能，就可以少用一些药物，甚至晚用胰岛素，其并发症的风险也会明显地减少

晚期患者

得了10年以上的，胰岛功能非常差了，仍然有一定效果。可以减少心脑血管疾病发生的风险

新发糖尿病患者部分逆转
停用降糖药物1年以上
糖化血红蛋白 < **6.5%**
空腹血糖 < **7.0** 毫摩/升

新发糖尿病患者完全逆转
停用降糖药物1年以上
糖化血红蛋白 < **5.7%**
空腹血糖 < **5.6** 毫摩/升

新发糖尿病患者长期逆转
达到完全逆转标准并停药5年以上

需要注意的是，开始采取措施来提高胰岛素的敏感性和保护胰岛功能永远不应太晚。越早采取措施，就越容易阻止疾病的进展，甚至可以逆转病程。

让没得糖尿病的人不得或晚得病，
让新诊断的糖尿病患者告别糖尿病，
让糖尿病患者不出现或晚出现并发症，
让出现并发症的患者不残疾、不早亡。
逆转糖尿病的发展方向，
使自己走向更健康的康庄大道。

糖尿病完全逆转的必要条件 ABCDE

antibody 抗体 | 谷氨酸脱羧酶抗体阴性

A

有些人体内会有一些抗体，这些抗体有可能攻击胰腺，让胰腺的 β 细胞受到损害，而谷氨酸脱羧酶抗体是里面最重要的一种。如果体内没有对抗胰岛 β 细胞的抗体，这种人相对容易逆转或者缓解。

BMI = 体重（千克）÷ 身高（米）^{2} | 体质指数 > 25

B

BMI 的数值越大，越容易逆转。越是肥胖的 2 型糖尿病，越容易通过生活方式的干预来优化体重，使得血糖得到更好的控制。欧洲的研究证明，新发 2 型糖尿病患者用极低热量饮食治疗，减重 10 千克可使 50%~60% 患者转为正常。

C 钛水平 | 空腹 >1.1 纳克 / 毫升 餐后 >2.5 纳克 / 毫升

C

C 钛水平是表明我们内源性胰岛素水平的重要标志。水平高说明内源性胰岛素分泌能力好，因为胰岛素是最主要的控糖物质，内源性胰岛素分泌能力越好，越有可能实现缓解。

duration 病程 | 患糖尿病的病程 < 5 年

D

病程越短，逆转或缓解的可能性越大。但是这些因素不能说是一个定数，还是要根据患者的综合情况来进行评判。通常，血糖异常的时间越短越容易逆转。

effective 有效降糖

E

药物强化降糖效果越好，病情逆转效果越好！空腹血糖降到 6 毫摩 / 升以下，逆转机会更多。

要早预防、早诊断、早治疗、早达标，逆转与缓解糖尿病

早预防，早获益

糖尿病高危人群（有家族史、腹部肥胖、高血压、血脂异常、高胰岛素血症的人）要做好糖尿病的预防工作。预防糖尿病的发生，首先是要了解糖尿病，改变不良的生活习惯、合理饮食、适量运动、戒烟限酒、保持心情愉悦、定期体检。一旦发现异常，及早施行干预。首先要重视筛查，以尽早发现蛛丝马迹。早检查才能早诊断！

预防糖尿病，我们应该做到"多懂点儿、少吃点儿、勤动点儿、放松点儿、药用点儿"这"五个要点"。一个人能够长期做到这"五个要点"，糖尿病的发病率至少能减少50%。

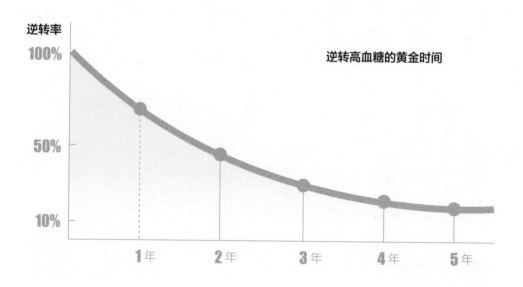

逆转高血糖的黄金时间

多懂点儿

多看看有关血糖、健康养生的书籍、报刊、电视，多听听有关糖尿病的讲座和广播，增加对糖尿病病因、症状、并发症、预防和治疗方法等知识的了解。

少吃点儿

避免热量摄入过多，避免肥甘厚味，多吃杂粮和新鲜深绿色蔬菜，少喝酒，不吸烟。对于身体并不肥胖的糖尿病前期人群，饮食可在保证每天每千克体重 30 卡热量的前提下，仅限制糖、酒的摄入。超重或肥胖的人群需要在此基础上，争取每月减少0.5~1 千克，直至达到标准体重。

勤动点儿

增加自己的体力活动时间，适当多运动，避免超重或肥胖。每天至少要散步半小时，或达到快步走 6000 步的活动量。贵在坚持。

药用点儿

如果有继续肥胖的趋势，或者血糖、血压、血脂、血黏度不正常，可以寻求医生的帮助，遵医嘱服药。

放松点儿

力求做到开朗、豁达、乐观、劳逸结合，避免过度紧张、劳累等。

早诊断，听从医生的建议

糖尿病发展有比较长的前期过程，从高胰岛素－正常血糖的代偿期开始，到糖代谢轻度异常的糖尿病前期（以空腹血糖升高为主的空腹血糖受损和以糖负荷后 2 小时血糖升高为主的糖耐量减低，也可二者并存），最后到糖尿病的早期阶段（血糖轻中度升高），过程较长，因此糖尿病高危人群要定期体检和进行糖尿病筛查，以便及早发现糖尿病。

糖尿病的诊断主要是通过血糖升高情况判断，因此诊断糖尿病的依据只能是静脉血糖。除了血糖之外，糖尿病的检查手段还有尿常规、血胰岛素、血脂等，但是血糖是唯一靠得住的指标。不查血糖和（或）糖化血红蛋白就诊断糖尿病是极其错误和危险的。

早治疗，越早开始效果越好

糖尿病确诊后，越早治疗效果越好。早治疗包括尽早开始生活方式干预、及时启动降血糖药物治疗、适时开始胰岛素治疗等。

检查结果若出现下面 3 种情况之一，需要进行生活方式干预：
- 空腹血糖 **>6.1** 毫摩 / 升
- 随机或餐后 / 糖负荷后 2 小时血糖 **>7.8** 毫摩 / 升
  糖化血红蛋白 **>6.0%**

经过 3 个月的生活方式干预，糖化血红蛋白仍然 >6.5%，要进行药物干预

如果 2 ～ 3 种口服药联合治疗后糖化血红蛋白仍然 >7.0%，就要考虑胰岛素治疗了

需要注意的是，肥胖、饮食控制不好、自身胰岛素分泌水平不低的情况下还是要谨慎使用胰岛素，不宜过早。最好先从严控生活方式和口服能降低体重的降糖药开始

注：生活方式干预包括控制体重、合理膳食、戒烟限酒、限盐、保持愉悦的心情等。

早达标，尽快把病情控制下来

糖尿病患者的个性化控制目标包括血糖和非血糖的其他代谢相关指标，具体见下表。

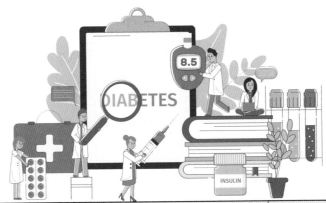

检测指标		目标值
血糖（毫摩 / 升）	空腹	4.4~7.0
	非空腹	<10.0
糖化血红蛋白（HbA1c，%）		<7.0
血压（毫米汞柱）		<130/80
总胆固醇（毫摩 / 升）		<4.5
高密度脂蛋白胆固醇（HDL-C，毫摩 / 升）	男性	>1.0
	女性	>1.3
低密度脂蛋白胆固醇（LDL-C，毫摩 / 升）	未合并动脉粥样硬化性心血管疾病	<2.6
	合并动脉粥样硬化性心血管疾病	<1.8
甘油三酯（毫摩 / 升）		<1.7
体质指数（BMI，千克 / 米^2）		<24.0

注：数据参考《中国 2 型糖尿病防治指南（2020 年版）》。

三级预防，逆转与缓解糖尿病

"三级预防"其实就是让没得糖尿病的人不得或晚得病；让糖尿病患者不出现或晚出现并发症；让出现并发症的糖尿病患者不残疾、不早亡，提高生活质量。

一级预防

一级预防是预防糖尿病的发生。首先是健康人群要认识并了解糖尿病，改变不良的生活习惯，合理饮食、适量运动、戒烟限酒、保持心情愉悦，定期体检，一旦发现异常，及早施行干预。其次是糖尿病高危人群要重视筛查，以尽早发现蛛丝马迹。

二级预防

二级预防是让已诊断为糖尿病的患者预防并发症，即加强对糖尿病并发症的了解，掌握有关知识，积极开展非药物治疗，自我监测血糖；已经进行胰岛素治疗的人，应学会调整胰岛素用量。

2型糖尿病患者要定期进行糖尿病并发症以及相关疾病的筛查，了解有无糖尿病并发症以及因糖尿病引发的疾病或代谢紊乱，如高血压、血脂异常或心脑血管疾病等，之后及时采取相应的治疗措施，从而达到全面治疗的目的。

三级预防

三级预防主要针对已经出现并发症的糖尿病患者，目的是治疗糖尿病和并发症，以防止患者出现残疾或死亡等严重的情况。通过有效的治疗，慢性并发症的发展在早期是可能终止或逆转的。

1 预防失明
定期进行眼底检查

2 预防肾衰竭
严格控制血糖和血压，适当地限制蛋白质摄入

3 预防严重的周围神经病变
使用药物严格、平稳地控制血糖，减轻周围神经病变的可能

4 预防严重的糖尿病足
教会糖尿病患者控制病情和足部的保护

◉ 并发症的危害

糖尿病患病 10 年以后，所有的并发症就都会来。糖尿病并发症分两大类，一类是急性并发症，另一类是慢性并发症。慢性并发症也分两类，一类是心脑大血管病，另一类是小血管病如眼病和糖尿病的神经病变，这些并发症会使患者的生活质量大打折扣。

1 对肾脏的危害
因为高血糖、高血压及高血脂，肾小球微循环滤过压异常升高，促进糖尿病肾病的发生和发展。早期表现为蛋白尿、水肿，晚期发生肾功能衰竭，是糖尿病最主要的死亡原因

2 对心脑血管的危害
主要表现为主动脉、冠状动脉、脑动脉粥样硬化。血管收缩与扩张不协调，血小板凝聚，脂质在血管壁沉积，造成高血压，致使糖尿病心脑血管病患病人数和死亡率上升

3 对周围血管的危害
糖尿病患者由于血糖升高，会引起周围血管病变，导致局部组织对损伤的敏感性降低，血流灌注不足，当外界因素损伤局部组织或局部感染时，会较一般人更容易发生局部组织溃疡，这种危险最常见的部位就是足部，故称为糖尿病足

4 对神经的危害
糖尿病神经病变是糖尿病最常见的慢性并发症之一，是糖尿病致死和致残的主要原因。糖尿病神经病变以周围神经病变和自主神经病变最常见，这是糖尿病的危害之一

5 对眼睛的危害

糖尿病的高血糖状态能够损害视网膜血管，导致血管闭锁，视网膜组织缺氧，从而出现视网膜微血管瘤、水肿、渗出、出血、新生血管以及玻璃体增殖性病变等一系列病理改变。糖尿病视网膜病与糖尿病性白内障同为糖尿病危害眼球的主要表现。轻者的糖尿病患者的视力下降，重者可引起失明。这也是属于糖尿病的危害表现

6 对代谢的危害

糖尿病患者胰岛素相对或绝对缺乏，引起糖代谢严重紊乱，脂肪及蛋白质分解加速，酮体大量产生，肺及肾未及时调节排出酮体时，血酮体浓度明显增高，会出现酮症酸中毒和高渗性非酮症昏迷，病死率极高，须紧急救治

7 急性伴随症状

糖尿病高渗综合征，多发生于中老年，临床表现包括脱水严重，有时可因偏瘫、昏迷等临床表现而被误诊为脑血管意外，死亡率高达 50%

8 乳酸性酸中毒危害

主要是由于糖尿病患者无氧代谢增加，使体内乳酸增加，肝脏肾脏未及时排出所致，病死率极高，需紧急救治

此外，糖尿病还容易引起呼吸系统、泌尿系统、消化系统的疾病及皮肤等感染，糖尿病神经病变可引起周围神经炎，胃肠功能紊乱，尿潴留、尿失禁，男性阳痿，女性月经失调，性冷淡、口腔、牙齿、骨关节等亦可发生病变，危害不容忽视。

糖尿病前期，
改变生活方式迫在眉睫

警惕！糖尿病前期的危险信号

很多人都认为糖尿病只有在体检时才能被发现，其实，糖尿病早期是有信号的。

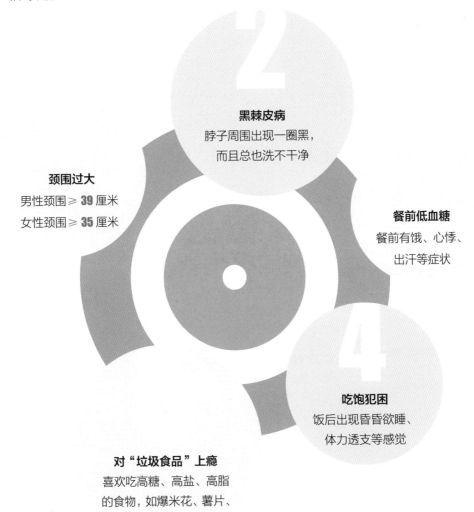

黑棘皮病
脖子周围出现一圈黑，
而且总也洗不干净

颈围过大
男性颈围 ≥ **39** 厘米
女性颈围 ≥ **35** 厘米

餐前低血糖
餐前有饿、心悸、
出汗等症状

吃饱犯困
饭后出现昏昏欲睡、
体力透支等感觉

对"垃圾食品"上瘾
喜欢吃高糖、高盐、高脂
的食物，如爆米花、薯片、
蛋糕等

什么是糖尿病前期

　　糖尿病前期是糖尿病发病前的过渡阶段，是在正常血糖与糖尿病之间的中间高血糖状态。每年约有 5%~10% 的糖尿病前期个体进展为糖尿病。糖尿病前期的诊断标准参考《中国 2 型糖尿病防治指南（2020 年版）》。

		空腹血糖（毫摩 / 升）	餐后 2 小时血糖（毫摩 / 升）
正常血糖		< 6.1	< 7.8
糖尿病前期	空腹血糖受损	6.1 ≤ 血糖值 < 7.0	< 7.8
	糖耐量减低	< 7.0	7.8 ≤ 血糖值 < 11.1
糖尿病		≥ 7.0	≥ 11.1

糖尿病前期人群庞大，危害不小

　　国家卫生健康委员会发布的《健康中国行动》数据显示，目前，糖尿病前期人群约 1.5 亿。糖尿病前期标志着发生糖尿病的风险增加。高血糖的损害在糖尿病诊断之前就可以发生，并且糖尿病前期与心血管疾病、微血管病变、肿瘤、痴呆、抑郁等疾病的风险增加相关。

　　值得庆幸的是，糖尿病前期是可以被逆转的，通过早期积极干预，特别是生活方式干预，可以在很大程度上降低糖尿病的发生风险，这一点已被著名的中国大庆研究所证实。

糖尿病前期 不进行干预	糖尿病前期进行 合理的饮食运动干预	糖尿病前期进行 生活方式配合药物干预
▼	▼	▼
10年后转成糖尿病 的概率高达	10年后转成糖尿病 的概率能降到	10年后减少发生糖尿病转成 糖尿病的概率能降到
80%	**50%**	**20%~30%**

前 6 年是预防糖尿病的黄金期

　　糖尿病预防干预有黄金期吗？回答是：也许有，预防的黄金时期就是前 6 年。大庆研究发现，糖尿病前期发展为糖尿病的时间主要是在前 6 年。2 小时餐后血糖大于 8.9 毫摩 / 升的人在前 6 年转变为糖尿病的速度比后 17 年快 10 倍。很明显，有效干预的最佳时间在早期！一旦延误，许多人将跨入糖尿病的洪流，干预的效果就有限了。

　　一辈子远离糖尿病是千百万人的期待。现在它已经不再只是梦想。现在的问题是，你肯不肯下决心去改变自己的不良生活习惯，展现你对自己对家人的责任。如果你还没下决心一辈子少吃饭多运动，你可以试几年，一般来说，六年是个大限。高危人群通过 6 年生活方式干预变为健康人，保持健康生活方式，以后 20 年 60% 的人都不患糖尿病。"六年认真干预，20 年轻松度日"，看看划算不划算？请你千万别放弃 6 年这个黄金期！

如何早期发现"糖尿病前期"

● 自查评分

通过《中国糖尿病风险评分》进行自查，该评分表用于 20～74 岁普通人群的糖尿病风险评估。在表格的每一个大项中，选择和自己相关的分值，将所有分值相加进行评分。如果总分大于或等于 25 分，应及时到医院接受 OGTT（口服葡萄糖耐量试验）检查。

评分指标	分值
年龄（岁）	
20~24	0
25~34	4
35~39	8
40~44	11
45~49	12
50~54	13
55~59	15
60~64	16
65~74	18

评分指标	分值
BMI（千克 / 米^2）	
<22	0
22~23.9	1
24~29.9	3
≥ 30	5
腰围（厘米）	
男性 <75 女性 <70	0
男性≥ 90 女性≥ 85	4

● 中国糖尿病风险评分

评分指标	分值
舒张压（毫米汞柱）	
男性 75~79.9，女性 70~74.9	3
男性 80~84.9，女性 75~79.9	5
男性 85~89.9，女性 80~84.9	7
男性 90~94.9，女性 85~89.9	8
男性 ≥ 95，女性 ≥ 90	10
收缩压（毫米汞柱）	
<110	0
110~119	1
120~129	3
130~139	6
140~149	7
150~159	8
≥ 160	10
糖尿病家族史（父母、同胞、子女）	
无	0
有	6
性别	
女性	0
男性	2

分级管理多管齐下，重视健康教育和生活方式干预

糖尿病前期人群应进行健康教育，并充分认识糖尿病前期的潜在危害，掌握糖尿病前期的自我管理能力。生活方式干预应作为预防糖尿病的基石并贯穿于糖尿病前期干预的始终。其核心是通过合理膳食和适度运动，有效地使超重或肥胖者减轻体重。

根据糖尿病前期进展为糖尿病的风险高低、个体的健康需求、经济和医疗条件进行分层管理。根据糖尿病前期人群的风险分层，低风险者先实施生活方式干预，6个月后未达到预期干预目标，或高血糖进展和（或）无法严格遵守生活方式者，可考虑启动药物干预；高风险者或具有健康需求、有经济和医疗条件者，可考虑在生活方式干预的同时启动药物干预。

高危者可考虑药物干预

阿卡波糖是我国目前唯一获得糖耐量减低（IGT）适应证的药物。中华医学会糖尿病学分会（CDS）指南和循证结果证明，阿卡波糖可以降低糖尿病前期人群发生糖尿病的风险，且有效性和安全性良好。STOP-NIDDM研究是一项多中心双盲、安慰剂对照、随机的前瞻性研究。研究者从高危人群，尤其是2型糖尿病患者的一级亲属中筛查入选患者，共1429例患者入选。结果显示，阿卡波糖可使IGT人群3.3年内进展为糖尿病的风险降低25%。美国预防糖尿病计划（DPP）研究报告认为，二甲双胍可使糖尿病前期人群糖尿病发病风险降低33%。

空腹血糖受损（**IFG**）：

6.1 毫摩 / 升 ≤ 空腹血糖 < **7.0** 毫摩 / 升

餐后空腹 2 小时血糖 < **7.8** 毫摩 / 升

糖耐量减低（**IGT**）：

空腹血糖 < **7.0** 毫摩 / 升

7.8 毫摩 / 升 ≤ 餐后空腹 2 小时血糖 < **11.1** 毫摩 / 升

较低风险

较高风险或有健康需求、有经济和医疗条件者

生活方式干预

生活方式干预 + 考虑药物干预

经 6 个月干预治疗后，评估是否达到以下目标：

- 超重或肥胖者 BMI 达到或接近 **24**，或体重至少下降 **7%**，并长期维持
- 血糖达到正常水平或血糖水平不进展

是

否

生活方式干预

生活方式干预 + 药物干预

32 岁互联网运营
6 个月逆转糖尿病前期案例

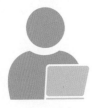

互联网运营 李工
32 岁

体检
三高

单位组织体检发现空腹血糖 **6.8** 毫摩 / 升，血压 **130/85** 毫米汞柱，总胆固醇偏高，中度脂肪肝

李工是一名互联网的运营人员，工作压力大、爱吸烟、不爱运动、饮食也对付着吃，身高 1.7 米，体重一度高达 85 千克。李工的父亲确诊糖尿病已经七八年了，其父亲一直告诫李工说，他是糖尿病的高危人群，并多次提醒其戒烟、合理膳食和科学运动。但李工一直不以为然。

直到年底组织体检，被发现血糖偏高、血压偏高、胆固醇偏高，还有脂肪肝，才引起重视。他在医生指导下采取了下面的措施，成功逆转了糖尿病前期，脂肪肝也没有了。

- 远离香烟。从每天一包减为 5 支，再慢慢彻底戒掉。
- 每日主食控制在 250 克（粗细粮搭配），少吃甜食，多吃绿色蔬菜，适当吃些薯类，豆类等含纤维素较高的食物，不吃垃圾食品，如方便面、反式脂肪酸含量高的奶油蛋糕等。
- 上下班有班车接送，他就采取少乘一段，多走一段的办法，以步代车多运动。节假日去看双亲也步行一段路，坚持做到日走万步。他家在九层，方便了坚持天天爬楼梯。
- 选购了血糖仪、配餐秤、能量仪和血压仪，学习正确测量血糖、血压和心率，这样就能保证对血糖、血压、心率的变化做到心中有数。

3 个月来经过李工不懈努力，已初见成效，体重下降 3 千克（其实，3 个月体重下降 3 千克并不理想，成效太小），空腹血糖控制在 5.4 ~ 6.0 毫摩 / 升。

确诊为 2 型糖尿病！
逆转与缓解得抓住"蜜月期"

警惕糖尿病的迹象

糖尿病患者不一定都有上节说到的"三多一少"的症状，特别是 2 型糖尿病，一般没有特别明显的症状，甚至完全无症状，需要通过体检或其他相关检查才会被发现。以下是糖尿病的非典型症状，有助于确定是否得了糖尿病。

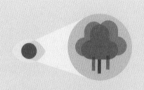

视力下降或视物模糊

糖尿病可以损坏眼部毛细血管，引起糖尿病性视网膜病，导致视力下降、视物模糊，甚至失明。

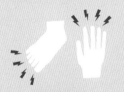

手足麻木

当出现手脚麻木及发抖、手指活动不灵及阵痛感、剧烈的神经炎性脚痛、腰痛、不想走路、夜间小腿抽筋等情况时，应当立即去医院检查，不得拖延。

皮肤瘙痒

尤其是女性外阴瘙痒。

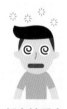

低血糖反应

午饭前或晚饭前饥饿难忍、心悸、出汗，进食后有所好转。

易感染

糖尿病可使白细胞的防御和吞噬能力降低，高糖又有利于致病菌生长，常使皮肤、口腔、肺脏、尿道、阴道等组织器官发生感染。所以，反复发生感染，并且长时间不愈，治疗效果不佳者，应去医院检查尿糖和血糖。

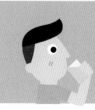

口腔症状

口干口渴、口腔黏膜淤点、水肿、灼烧感。

确诊糖尿病的金标准是什么

如果测量血糖时，空腹血糖 ≥ **7** 毫摩 / 升，或糖尿病症状加随机血糖 ≥ **11.1** 毫摩 / 升，或 OGTT2 小时血糖 ≥ **11.1** 毫摩 / 升，那么就可以确诊为糖尿病

一旦确诊糖尿病了，就表示体内的胰岛素分泌不足或胰岛素作用异常，需要使用降糖药物来治疗了。在药物治疗的同时，饮食控制和运动也不能放松，必要的时候，可以在医生的指导下使用基础胰岛素，通过多途径联合控血糖。

如果血糖能控制住，并长期处于达标状态，空腹血糖控制在 6.1 毫摩 / 升以内，餐后 2 小时血糖控制在 7.8 毫摩 / 升以内，就能延缓糖尿病并发症的步伐。当然，为了避免低血糖的出现，老年人可以适当放宽标准，健康老年人空腹血糖控制在 5.0~7.2 毫摩 / 升，中等健康程度老年人的空腹血糖控制在 5.0~8.3 毫摩 / 升，健康状况较差的老年人的空腹血糖控制在 5.6~10.0 毫摩 / 升。

从担心、烦躁到认可、接纳

许多 1 型糖尿病的进展是非常迅速的，患者刚一得病就会出现各种不适反应。和 1 型糖尿病不同，2 型糖尿病的进展是一个缓慢的过程，在疾病初期，除了血糖值增高外，患者会觉得自己是健康的。随着疾病的推进，患者才会逐渐出现口渴、好饮水、吃得多等症状。

有些患者在诊断为糖尿病之后，震惊、懊恼之余，始终不肯接受自己是一个糖尿病患者的事实，迟迟不开始治疗，延误了病情。其实试着认可它、接受它，多了解相关知识，改善生活方式，就能逆转早期发现的糖尿病。

糖尿病治疗的新变化——
新发糖尿病的许多人不用治疗一辈子

如果刚刚得知自己患有糖尿病，你可知道还有一个"蜜月期"？

以前我们的认知是，患了糖尿病就得终身吃药、打针，要治疗一辈子。没错，有的糖尿病是要治疗一辈子的，比如不控制饮食、不运动的人，不仅要治疗糖尿病，还要治疗心脏病等并发症，一辈子都要跑医院。

但是糖尿病研究新进展显示，新发糖尿病患者中的许多人是不用治疗一辈子的。在现代的医疗条件下，让新诊断的糖尿病患者经过短期强化治疗可以获得一个很长时间不吃药、不打针、血糖维持在正常水平的"蜜月期"。"蜜月期"的长度根据个人情况而定，短则半年，长则 3 年、5 年，甚至是 7 年、10 年。这是什么原理呢？

大家都知道，体内管理血糖的是胰岛素，而胰岛素是由人体胰腺中的 β 细胞分泌的。

以前大家认为，β 细胞在高血糖的情况下，慢慢地就死了，死得越来越多，身体的血糖就会越来越高。像 1 型糖尿病就不会分泌胰岛素了；2 型糖尿病还会分泌一点，如果是刚得糖尿病的时候，胰岛素的功能可能就剩下一半了，以后每年减少 5%，到 10 年就不会分泌胰岛素了，这是以前认为的最科学的认知。

现在，大家的认识需要改变了。2017 年全世界糖尿病治疗最新的研究结论认为，β 细胞不是真的全部死了，β 细胞确实会死一些，但还剩下不少，剩下的 β 细胞因为身体的高血糖疲惫不堪，不想工作了。但只要人体的血糖控制在 5 毫摩 / 升，β 细胞就会出来继续干活了。一般患糖尿病 10 年的患者体内还应有 50% 的 β 细胞，只要早干预，糖尿病是可以逆转的。下面介绍三种逆转方法。

1 **短期强化胰岛素治疗**
1天打4针胰岛素，或者用胰岛素泵治疗2周，然后就停，什么药都不吃，有一半的人可以1年不打针不吃药，三分之一的人可以两年不用药

2 **坚持服药3个月**
不愿意打针，可以吃抗糖尿病药。吃一种药或者两种药，要把血糖控制到完全正常，即空腹小于6毫摩/升，餐后小于8毫摩/升，有一部分是可以变成正常人的

3 **严格低卡饮食**
去年年底，欧洲发表一篇文章，就是每天吃得特别少，即800千卡的热量治疗12个月，12个月能够减重10千克的，有一半的人都可以恢复健康，能减少15千克的，有80%的人都可以恢复健康

糖尿病治疗理念上的飞跃

2018年欧洲糖尿病大会（EASD）的一个专家的讲演让人特别震惊。一个外国专家讲课提出了新的降糖"三部曲"，说糖尿病治疗的途径第一部是要追求蜜月期，第二部是防治高血糖死灰复燃，让蜜月期的时间更长。第三部才是达标，把血糖控制好了以后来减少血管事件和微血管病变。

降低

防止

追求

| 第一部 | 第二部 | 第三部 |

案例分析

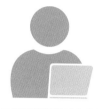

销售经理 张先生
40 岁

体检
糖尿病

成功逆转

不惑之年的王先生担任一家销售公司的经理，平常应酬很多，生活缺乏规律，且喜爱吃主食，一顿能吃好多碗面条，非常胖，体重达到 90 千克。在过去的 5 年中，每次体检他的血糖都处在超标的边缘。医生告诉他，像他这种情况属于糖尿病前期，从现在开始就要积极干预，改变原来的生活方式，否则，将来很可能发展为糖尿病。但他并没有放在心上。

在去年 4 月份公司组织的体检中，张先生的血糖越过了"边界线"，被确诊是糖尿病，餐前血糖最高达到 11.9 毫摩 / 升，餐后血糖更是接近 21 毫摩 / 升，已经远远"超标"！

由于害怕病情继续发展，张先生果断决定减重，于是他在医生指导下，经过六个多月的减重，体重恢复到了 70 千克左右，血糖也恢复了正常，成功逆转。

通过张先生的案例，我们相信，只要努力，糖尿病是可以被逆转的。

将身体变成抗炎机器

研究发现，体内过多的脂肪堆积，以及体内的其他来源的感染或组织损伤引起的慢性、低度炎症，如牙周病引起的牙龈出血，肠易激综合征引起的消化不良和牛皮癣引起的皮肤干燥、脱皮等，是导致胰岛素抵抗、血糖升高的原因。

下面的一些建议，可以帮助消除慢性炎症的来源，提高体内胰岛素的敏感性，保护胰腺 β 细胞免受损害，提高体内葡萄糖的代谢水平。

◉ 检测 C- 反应蛋白水平

C- 反应蛋白是一种血液蛋白质，感染时由于炎症细胞因子如肿瘤坏死因子 $-\alpha$、白介素 -6 和白介素 -1 的存在使得 C- 反应蛋白立即产生针对炎症的反应并快速上升。此属性使之成为较好的炎症标志物。当存在未解决的感染或体内的免疫反应活化，C- 反应蛋白可以持续升高并保持在一个较低的程度，这表明体内发生着慢性炎症。C- 反应蛋白检测非常简单，抽血化验即可。

检查结果	解读
< 1毫克 / 升	正常范围，提示发生胰岛素抵抗和心脏疾病的风险较低
1~3毫克 / 升	发生胰岛素抵抗的风险增加，并有发生心脏疾病的中度风险
> 3毫克 / 升	与胰岛素抵抗和心脏疾病的高风险相关
> 10毫克 / 升	表示活动性感染或炎症性疾病，是与慢性低水平炎症的区分点

如果发现 C- 反应蛋白水平升高或比以前高，最好能寻求医生的帮助。通过减重、规律的有氧运动、低脂肪和高纤维饮食、治疗轻微但持续性感染、改善睡眠状态等方式来降低 C- 反应蛋白水平。

● 不要吸烟

如果出现了血糖问题，应该完全戒烟。如果是习惯性抽烟者，那么应该加强多方面的努力来戒烟。建议大家咨询一下专业的医生，制订一个正规的戒烟计划，结合个人、团体或电话咨询，尤其是咨询会涉及问题解决、技能培训、社会支持，再加上药物辅助，已被证明是特别有效的戒烟方法。戒烟中最重要的 4 种技巧，简称"4D"，如下所示。

让手和嘴忙起来，将注意力集中在其他感兴趣的事情上

做事情 **Do something**

深呼吸
Deep breathe

一有吸烟的念头，就做做深呼吸：用鼻子深深地吸气，数到5，用嘴慢慢将气吐出

4D

喝水
Drink water

在戒烟的过程中要多喝水，促进体内尼古丁排出

延迟 **Delay**

吸烟的急迫感只持续 3~5 分钟，最多10 分钟，要坚持过这几分钟，不要屈服

◉ 预防牙周病，治疗牙龈疾病

许多研究发现，牙周病会使胰岛素抵抗和 2 型糖尿病的危险性增加。

牙龈疾病有哪些预警表现

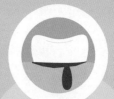

1　刷牙时出血，可以通过观察牙刷上是否有粉红色的液体来发现
2　牙龈红、肿、变软
3　牙龈线萎缩
4　牙齿松动
5　慢性口臭
6　牙齿咬合度的改变或义齿不再合适

为了保持牙龈健康，最好做到：

1　每天至少用含氟牙膏刷牙两次，早晚各一次
2　每次饭后用牙线
3　使用含氟化物、抗斑或抗菌剂漱口
4　牙周病的高危人群建议用较软的牙刷
5　电动牙刷清洗效果较手动牙刷好，使用稀释的过氧化氢
　　沿着牙龈线刷牙，也可以消灭牙齿周围的细菌
6　不要吸烟，吸烟可以增加患牙龈疾病的风险，平时多食
　　用营养价值高且含糖量低的食物
7　定期看牙医，进行牙齿检查和清洗

◉ 减少吸入烟雾、雾霾和汽车尾气

有证据表明，由于吸入烟雾和汽车尾气中的颗粒物质引起的炎症反应，增加了胰岛素抵抗和患 2 型糖尿病的风险。

雾霾天气，尽量减少外出，如需外出，应戴好口罩，短暂停留，平和呼吸，小步快走。室内可以安装空气净化器来过滤空气，应避免在烟雾弥漫或多烟的环境中进行户外锻炼。

◉ 吃有抗炎作用的食物

将这些食物尽可能多地放在你的每日饮食菜单中。

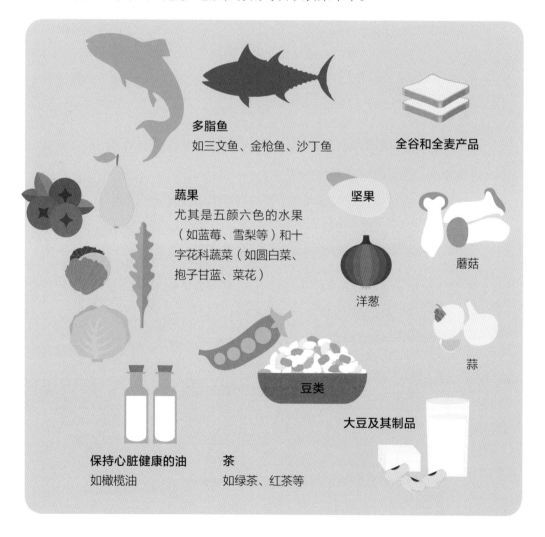

多脂鱼
如三文鱼、金枪鱼、沙丁鱼

全谷和全麦产品

蔬果
尤其是五颜六色的水果
（如蓝莓、雪梨等）和十
字花科蔬菜（如圆白菜、
抱子甘蓝、菜花）

坚果

蘑菇

洋葱

蒜

豆类

大豆及其制品

保持心脏健康的油
如橄榄油

茶
如绿茶、红茶等

控制高血糖也要避免低血糖

◉ 低血糖比高血糖更可怕

对非糖尿病患者来说，低血糖症的诊断标准为血糖 < 2.8 毫摩 / 升。而接受药物治疗的糖尿病患者只要血糖水平 ≤ 3.9 毫摩 / 升， 就属低血糖范畴。

糖尿病患者要时刻谨防低血糖，因为相比高血糖来说，低血糖危害更大。高血糖是个慢性子，它对身体的伤害是缓慢进行的，一般要经过几年甚至十几年的时间，一时半会儿不会危及生命；可低血糖来势凶猛，如果不及时应对，在很短的时间内就会致命，尤其低血糖昏迷，可能会直接导致死亡。

低血糖的初始症状一般表现为心慌、出汗、手抖、头晕、饥饿感、烦躁、全身无力等，如此时不处理，血糖继续下降，则可能会出现精神改变的表现，如多话、答非所问、异常兴奋、幻觉、神志不清、发呆等，再持续下去就可能会出现失去知觉、抽搐、昏迷等。

◉ 低血糖的有效应对

低血糖的症状有时不好判断，但是切记一点，只要糖尿病患者有异常的、不舒服的感觉，或者家人发现患者有异常的言行举止，就应立即测一下血糖，如果没有条件立即测血糖，也可以进食一些含糖的食物如糖果、蛋糕、饼干等，看症状是否缓解。需要注意的是，进食必须在患者意识清楚的时候进行，患者昏迷、意识不清的时候应立即送医院。

低血糖状态切勿驾车

开车时发生低血糖是非常危险的情况。如果开车时出现低血糖，一定要停车检测自己的血糖值，同时吃一块糖。过 15 分钟再次检测血糖，直到血糖恢复正常再继续开车。如有必要，开车前请吃些含蛋白质和碳水化合物的食物，如花生酱饼干或奶酪饼干

如果糖尿病已不可逆，该如何避免并发症

有了并发症，心里要镇定。实现五达标，照样能长命

这四句口诀，糖友并不陌生。对于糖尿病患者来说，短期目标是控制好体重、血糖、血压、血脂和血液黏稠度，即"五项达标"。

◉ 五项达标是远离并发症的关键

体重达标

BMI < 24

我们都知道，糖尿病患者的胰岛功能受损、减退甚至基本丧失功能，机体的糖代谢发生了紊乱，而肥胖患者体内有热量蓄积无法代谢，更会加重已存在的紊乱状态，使血糖极易升高。因此，控制体重对糖尿病患者来说非常重要

血糖达标

餐后血糖应控制在 8 毫摩 / 升以内

把血糖控制在合理范围，就会减轻或减少慢性并发症的发生。标准就是餐后血糖应当控制在 8 毫摩 / 升以下，对于老年糖尿病患者，可以适当放宽标准，餐后血糖保持在 10 毫摩 / 升以下即可

血压达标

不要超过 130/80

健康人保持正常血压：即收缩压在 130 毫米汞柱以下，舒张压在 80 毫米汞柱以下。所以，60 岁以下的糖尿病患者的血压需控制在 130/80 毫米汞柱以下，60 岁以上患者的血压不超过 140/90 毫米汞柱

血脂达标

血脂水平要达标

积极监测血脂，纠正脂质代谢紊乱，可以预防糖尿病性动脉硬化的发生，也能预防冠心病、脑卒中。糖尿病患者血脂达标的指标是：甘油三酯 < 1.7 毫摩 / 升，低密度脂蛋白胆固醇 < 2.6 毫摩 / 升，高密度脂蛋白胆固醇 ≥ 1.0 ~ 1.3 毫摩 / 升

避免血流不畅

因为糖尿病患者容易出现血液黏稠，而黏稠的血流特别容易堵，容易引发脑血栓、心肌梗死、下肢坏死、眼底出血和肾脏病变等。血液黏度长期处于增高状态，对糖尿病患者危害极大，可能引发糖尿病大血管、微血管和神经并发症。预防血液黏稠主要在饮食上要清淡、低脂、低糖，多吃蔬菜，适当运动，并彻底戒烟。如果血液黏度还不能得到有效控制，那就要采取相应的药物治疗

案例分析

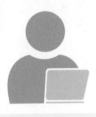

杂志社总编 康老师
45 岁

患 2 型糖尿病
8 年

血糖控制较好，没有出现并发症的苗头

在医院举办的控糖分享会上，康老师结合自己的日常情况，重点说了说定期监测。康老师平时不光工作忙，应酬也多。这种繁忙的生活会让很多糖友觉得控制血糖很困难，治病很被动。

但康老师的血糖就控制得比较理想，他总结了两条经验。

- 跟医生保持密切联系，随时沟通，解决日常问题。
- 自己得空就监测血糖，有时太忙可能会忘记监测，但定期到医院复查病情他一次都没落下过，这包括 3 个月查 1 次糖化血红蛋白、大生化、尿微量白蛋白等，每年做 1 次糖尿病大的并发症的筛查。

另外，平时外出就餐时，他会特别限制自己主食的总量，再好吃的饭菜也不多吃，就算是酒局，饮酒也绝对不超过半两，基本能做到糖尿病饮食指南的要求。所以糖友对自己的生活需要有较强的自律性，慢慢养成习惯，就能控制好血糖，远离并发症。

糖尿病并发症，带病高质量生活也是成功

得了并发症，如何带病延年

如果不小心走到了并发症的这一步，大家应该积极治疗糖尿病以及并发症，来预防患者出现残疾等严重的情况。通过有效的治疗，慢性并发症的发展在早期是可能终止或逆转的。

预防失明 　　定期进行眼底并发症的筛查

预防肾衰竭 　　严格控制好血糖和血压，适当地限制蛋白摄入

预防严重的周围神经病变 　　使用药物，严格、平稳地控制血糖，减轻周围神经病变的可能

预防严重的糖尿病足 　　教会糖尿病患者进行糖尿病控制和足部的保护

糖尿病视网膜病变，呵护眼睛健康

糖尿病视网膜病变是一种导致视力缺失甚至失明的一种眼病。它的发病率很高，在血糖控制不好的糖尿病患者中很常见。大部分人没有症状，直到疾病很严重时。那时候，通常太晚了，已经没有什么办法来治疗视力缺失。因此，糖尿病视网膜病变一定要重视早期筛查。

糖尿病视网膜病变的主要症状有视物模糊，读书或开车时看不清中央的东西，分不清颜色等。

◉ 早期发现眼部并发症

糖尿病患者应随时观察自身情况，提高自我防范意识。有以下情况时应做眼部检查。

在确诊糖尿病时就要全面检查眼部，包括：视力、眼压、结膜、角膜、虹膜、晶状体、玻璃体、眼底检查、眼底荧光造影及照相。以后每年复查一次，已有视网膜病变者，应每年复查数次

当出现眼压增高，视力下降时，或已发现视网膜病变、不能解释的眼部症状、增殖型糖尿病性视网膜病变、黄斑水肿时，都要请眼科医生做全面检查

糖尿病视网膜病变发病 5 年以上的患者，应定期到医院检查眼底

◉ 控制好血糖、血压、血脂

如果血糖控制不理想，又伴有高血压、血脂异常等，糖尿病眼病病情进展可能会加速。因此，在没有出现糖尿病眼部并发症前，一定要控制好血糖，降低血脂、血压，预防或延缓糖尿病视网膜病变的发生、发展。

◉ 防止便秘

便秘的人奋力排便时腹压骤然升高，可能会使视网膜微血管破裂出血，严重者可失明。

◉ 合理使用电子产品

长时间对着电脑、手机，眼睛会很干涩，进而导致眼部症状的发生。因此，糖尿病患者看电脑、手机的时间不宜过长，每隔 1 小时应起身远眺或眨眨眼，以减少眼部疲劳；电脑摆放要合理，光照要柔和，身体与电脑间距要保持在60 厘米以上，电脑屏幕调成护眼模式。

● 不戴或少戴隐形眼镜

戴隐形眼镜容易造成细菌滋生，引起感染，也会引发糖尿病眼底病变，所以糖尿病患者应尽量不戴或少戴隐形眼镜。

多做眼部运动，缓解眼部疲劳。糖尿病视网膜病变患者可多做眼保健操及眨眼睛、转眼球，以缓解眼部疲劳。

● 选择相对缓和的运动

糖尿病视网膜病变的患者不能进行剧烈运动，可以选择相对缓和的运动项目，比如说打太极拳、散步等有氧运动。应避免屏气和暴发性运动（如举重、拳击等），以防眼底出血或视网膜脱落。糖尿病视网膜病变高危人群，尽量不要运动，避免玻璃体积血。

● 饮食要点

1　不要吃辛辣的食物。辛辣、发散的食物容易引起视网膜出血，导致血管扩张。特别是在视网膜出血的阶段不要过多摄入辣椒、葱、蒜等辛辣食物。

2　油炸食品、肥肉等肥腻食品容易阻碍已变性浑浊的晶体纤维蛋白吸收，一定要少吃。

3　叶黄素对视网膜中的黄斑有重要的保护作用，因此可多吃些富含叶黄素的食物，如菠菜、西蓝花、芥蓝、羽衣甘蓝等新鲜绿色蔬菜和柑橘类水果。

4　在感染、并发其他疾病或疾病控制不良的情况下，要吃些富含维生素 B_1 的食物，如谷类、豆类、干果、酵母、坚果类，谷类的表皮部分维生素 B_1 含量尤其高，故吃粗粮比吃细粮要好。动物内脏、蛋类维生素 B_1 含量也较高，可以根据自身情况适当吃一些。

糖尿病足，严控血糖、避免溃疡、加强锻炼

◉ 足部护理

每天都要仔细检查脚和鞋
若发现脚部有水泡、红肿、溃烂、鸡眼等异常表现，要及时去医院治疗，不要自行解决，以免酿成大错

洗脚先下手再下脚
有些糖尿病患者末梢神经发生病变，使足部感觉迟钝，对冷、热、痛都不敏感，水温高不易察觉。因此，洗脚前一定要先用手试试水温。坚持温水洗脚，水温不超过 37℃，洗脚时不可用力揉搓，以免擦伤皮肤。每次泡脚时间最好控制在 15 分钟以内。洗完脚后用柔软而吸湿性强的毛巾擦干足部

穿袜子，不露脚
为了避免脚部受损，糖尿病患者应该选择透气性好、吸水性好、内部接线不太粗糙的松口纯棉或羊毛等天然材料制成的袜子。每天更换、清洗袜子，不穿有洞或修补不平整的袜子

剪脚指甲要平剪
修剪之前应用温水浸泡 15 分钟，剪趾甲时，应平剪，不要为了剪趾甲而损伤甲沟皮肤，甚至引起甲沟炎。另外，趾甲不要剪得太短，应与脚趾平齐，剪完后要把边缘磨光滑，以免划伤

◉ 控血糖

血糖过高不利于溃疡面的愈合，应积极控制血糖，这时首选使用胰岛素控制血糖。血糖控制得好，可以减少微血管并发症的发生。

◉ 控血压

过高的血压会增加糖尿病足溃疡的危险，同时高血压还会使得周围动脉病变者出现间歇性跛行。因此要每日监测血压，按时按量服药。

● 控血脂

血脂异常是引起糖尿病足的危险因素，需要在医生的指导下应用降血脂药物治疗。

● 促进足部血液循环

为促进足部血液循环，每天可进行适度的小腿和足部运动，如踮足跟、步行等运动，每日 15 ～ 30 分钟，并经常按摩足部。足部按摩时动作要轻柔，从趾尖开始向上按摩，直至膝关节，早、晚各 1 次，每次 15 分钟，至局部发热即可。

戒烟

长期吸烟会诱发和加重糖尿病足，使局部血管收缩导致溃疡形成，并延缓伤口的愈合。因此一定要戒烟

● 饮食要点

○	1	多吃绿色、深色蔬菜，注意粗细搭配，提倡高膳食纤维饮食。另外，要限制食盐摄入量，每日不要超过 5 克
○	2	严格限制碳水化合物的摄入。进食水果应在两餐之间，每天最多不超过 100 克，并从主食中减去相应的主食量
○	3	在总热量确定的前提下，适当提高碳水化合物的摄入量，保证足够的蛋白质供应，减少脂肪，限制胆固醇，这是糖尿病足患者应注意的
○	4	早晨应摄入充足的营养素，如蛋白质、矿物质、碳水化合物、维生素、膳食纤维等。中午可稍多吃点,营养更丰富些。肉类建议放在中午食用。晚上总量要少，应清淡
○	5	忌食辛辣、生冷等刺激性食物

并发高血压，严格控制血糖和血压

◉ 严格控制血糖和血压

高血糖可以引起渗透压增高。因此，严格控制血糖是糖尿病高血压的治疗基础，患者需做好记录，按时按点服药。

◉ 正确处理应激状态

应激状态不但会引起血糖升高，还会导致血压升高。对糖尿病患者来说，当出现愤怒、敌对等应激情绪时，胰岛素的作用会减弱，血糖会不易控制。因此，无论是高血压还是糖尿病患者，都应该调整好心态，保持乐观稳定的情绪，处理好人际、婚姻、家庭关系，减少对应激的不良反应。

◉ 调节血脂

老年糖尿病患者中脂质代谢异常者高达 90%，以高胆固醇血症最为常见。高胆固醇血症会加速动脉粥样硬化斑块的形成，使高血压恶化。现代医学证实，糖尿病并发高血压或冠心病患者，无论胆固醇是否正常，均建议服用适量他汀类药物来对冠心病进行一、二级预防。

◉ 减重

高血压与糖尿病有"一脉相通"之处，它们有一个共同的病理基础——胰岛素抵抗状态。有时，胰岛 β 细胞会分泌过量的胰岛素来代偿其功能不足，最终刺激血管收缩，使肾小管吸收的钠和水增加，引起血压升高。同时，在血脂异常的基础上引起动脉硬化，使血压进一步升高。

> 要记住：体重减轻 1 千克，血压平均下降 1 毫米汞柱

因此，减重有助于提高人体对胰岛素的敏感性，无论对控制血糖还是血压，都有一定帮助。

● 养成良好的生活习惯

每天早睡早起，保证充足的睡眠，中午最好也能来 30 分钟午休，对保持血压的稳定有一定的作用。睡眠质量不高的患者，尤其是入睡困难者，可睡前用温水泡脚，喝一杯热牛奶，以帮助入眠；糖尿病并发高血压者还应该注意不穿过紧的鞋和袜子，勤观察脚部皮肤；女性要保持外阴清洁；每天定时定量进餐，遵医嘱服药等。

● 定期排便

养成每天排便的好习惯，尽量做到每天排 1 次大便。排便时要集中注意力，尽量避免一切分散注意力、延长排便时间的坏习惯，排便时间以 15 ~ 20 分钟为宜。排便时，切勿过度用力，否则容易导致血压水平的升高。

● 饮食要点

1　严格限盐，建议 < 5 克 / 日，不吃或少吃加工腌制品，如咸肉、火腿、咸菜、腐乳等

2　以 20 ~ 25 千卡 / 千克体重为标准摄入热量

3　减少脂肪摄入，补充适量优质蛋白质，如鱼类、豆制品等

4　每日摄入富含膳食纤维和钾的蔬果，如紫甘蓝、芹菜、韭菜、菠菜、苋菜、木耳、柚子、猕猴桃等，帮助控制血压和血糖

5　适当食用含钙丰富的食物，如牛奶、海带、豆腐、菠菜等，减轻钠对血压的不利影响

并发痛风，控制体内的血糖和嘌呤水平

◉ 限制饮酒

酒里含有的酒精在肝脏代谢时会伴随嘌呤分解代谢增加，最终导致尿酸增多。因此，糖尿病并发痛风患者应严格控制饮酒，最好戒酒。

◉ 避免剧烈运动

运动过度，会导致痛风急性发作。剧烈运动已成为痛风急性发作的第三大诱因。

◉ 避免突然受凉

一定要注意保护关节，如果关节部位受凉，可能导致痛风急性发作。因为关节在受凉的状态下，体温进一步降低，这样会促使血中尿酸在关节部位沉积，受凉部位血管发生痉挛性收缩，关节组织的血液供应减少，血液循环处于不良状态，从而引发痛风。

◉ 定期监测血尿酸及血糖

定期查血糖和血尿酸，将其控制在正常范围之内。

◉ 做好足部护理

脚部是痛风的好发部位，应予以特别保护。同时，足部护理也是预防糖尿病足的关键，每天换袜子，并检查自己的脚是否有擦伤、红斑、破损等异常情况。每天用温水泡脚，可以促进血液循环。

修剪脚指甲时要认真仔细，行动不便、视力不佳、感觉减退或缺失的患者可请家人代为修剪。

● 饮食要点

- **1** 食用低嘌呤食物，如蔬菜、蛋、奶等。在痛风急性发作期的两三天内，每日膳食中嘌呤含量要少于 100 毫克
- **2** 每日喝水 2000 ~ 3000 毫升，以凉白开、淡茶水、矿泉水等为宜，以促进尿酸排出。忌食动物汤类。鱼汤、肉汤、海鲜汤等都含有大量的嘌呤

案例分析

有天上午，我在诊室里，一个年轻的儿子背着父亲进来了。刚见到我，还没等我说请坐，这位中年汉子马上就说："大夫，疼死我啦！快救救我！"那声音带了哭腔。我问从什么时候开始疼，哪里疼，他就说："昨晚上，半夜三更的，脚趾头就跟针扎一样疼啊！我一下子就给疼醒了。醒了之后，脚越来越疼，不光是脚趾头，牵连着整个脚都疼。我把袜子脱了，发现脚趾头肿那么老大，红红的肉皮绷得发亮。早上，还疼着呢，鞋都没法穿，还是我儿子背着我来医院的。"

我一检查，发现患者的左脚拇指肿得发亮，轻轻碰一下，他就疼得大喊大叫。化验结果显示，这位患者血中尿酸升高；而 X 光片显示，拇指趾骨边缘有一块圆形的结石。很明显，这位患者是痛风性关节炎急性发作。后来，这位患者经过紧急的抗炎镇痛，疼痛控制住了，尿酸值也慢慢降下来了。

翻了下患者的病历，49 岁，文职工作，身高 170 厘米，体重 75 千克，有点胖，患糖尿病 4 年了，这次是和朋友聚餐，吃了不少的海鲜，喝啤酒导致急性发作。

我就嘱咐他：发作期吃安康信、小苏打片；不痛的时候吃立加利仙、小苏打片；每天喝水不少于 2000 毫升。饮食上，建议他选择低嘌呤饮食，偶尔可以吃点中嘌呤的食物，在急性发作期戒烟、戒酒、戒肥肉；适度运动，将体重减轻到正常范围内。

这位患者依从性较好，坚持服药，饮食上也注意多选择嘌呤含量低的食物，痛风发作的频率较低，控制得较好。

必要时用药，
让疲劳的胰岛放个假

改变生活方式若不奏效，及时开始药物治疗

饮食和运动是糖尿病控制的两大基础措施，对于病情轻者，可以先进行为期一个月的饮食控制和运动调养，如果能使血糖控制在满意范围，可以暂时不用药。如果病情较重或饮食、运动控制后不见成效，则需要及时药物干预。但事实证明，很多轻度糖尿病患者是可以通过饮食加运动治疗将血糖控制住的。

被诊断为 2 型糖尿病的患者，病情较轻的可以先单纯饮食控制和运动治疗，大约有20%的 2 型糖尿病患者可以使血糖得到良好控制。4 ~ 6 周后控糖效果若不明显，则要根据不同的情况开始药物治疗。

> 当饮食、运动治疗后空腹血糖仍 ≥ 7.0 毫摩 / 升或餐后 2 小时血糖 ≥ 10.0 毫摩 / 升时，开始口服降糖药

病情严重的 2 型糖尿病患者应及时给予胰岛素治疗。妊娠糖尿病患者为了避开致畸风险，安全有效的方法是遵医嘱使用胰岛素治疗。

糖尿病急性并发症患者一般需要直接进行胰岛素治疗。对于慢性并发症患者，应根据病情的不同采取不同的方法，并积极治疗并发症。

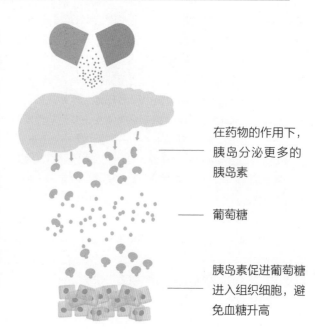

在药物的作用下，胰岛分泌更多的胰岛素

葡萄糖

胰岛素促进葡萄糖进入组织细胞，避免血糖升高

二甲双胍是降血糖的首选

如果空腹血糖大于 7 毫摩 / 升但小于 9 毫摩 / 升，且有明显不适感，医生一般会建议使用口服降糖药。二甲双胍是最常见的降糖药，其作用于肝脏和外周组织，可以减少肝脏葡萄糖的输出，改善外周胰岛素抵抗，从而降低血糖值。

◉ 服用时间

二甲双胍是饭前吃还是饭后吃，得看剂型。一般来说，二甲双胍有普通型、缓释型、肠溶型三种类型。普通型和缓释型的胃肠道反应（如腹泻、恶心等）相对较明显，为了减少胃肠道不适，推荐饭中或饭后服用。肠溶剂型外面有一层包膜，胃不能吸收，进入小肠才能吸收，推荐在饭前 30 分钟服用。

◉ 用量

有的糖尿病患者看别人一天吃 1 片，就在疑惑自己为什么要一天吃 3 片。其实，二甲双胍的用量得看药的规格和病情的严重程度。二甲双胍有 0.25 克 / 片、0.5 克 / 片、0.85 克 / 片等不同规格，所以服药的多少不能单看片数。

服药多少还要结合病情，兼顾血糖水平。二甲双胍的最小有效剂量为 0.5 克 / 日，常规剂量为 1.5 克 / 日，最佳有效剂量为 2 克 / 日，最大推荐剂量为 2.55 克 / 日。如果患者本身血糖没那么高，每天吃 1 克的二甲双胍血糖就比较平稳，那就没必要非要服用到 2 克。而且，为减少腹泻、恶心等不适，服药应从小剂量开始，慢慢加量，随着治疗的推进，多数糖尿病患者能耐受不良反应。

◉ 并不会损伤肝肾功能

不少糖尿病患者觉得二甲双胍会伤肾。其实，二甲双胍会以原形通过尿液排出，不经过肝脏代谢，也不影响肾脏。但如果患者本身的肾功能、肝功能不好，就会影响二甲双胍的排泄，引起药物蓄积，增加乳酸酸中毒的风险，或出现呕吐、腹痛等不适。所以需要根据肾功能情况来调整用药剂量，肾功能很差或者转氨酶超过 3 倍正常上限的糖尿病患者是禁用二甲双胍的。

● 偶尔漏服的补救措施

有的糖尿病患者会出现偶尔漏服二甲双胍的情况，如何补救得看漏服时间、血糖水平和用药情况。有的糖友采取如下方法，血糖控制还不错，大家可以根据自己的情况咨询医生遵医嘱补服药。

1　如果漏服时间小于 1 小时，一般立即原剂量补用

2　如果漏服时间大于 1 小时，平时只服用二甲双胍，可原剂量补用

3　如果平时同时服用二甲双胍和其他降糖药，只漏服了二甲双胍，且血糖＜10 毫摩／升，可不补服，但需要增加运动量；若血糖≥10 毫摩／升，可原剂量或减量补服

● 能减重，但不能作为减重药

对肥胖的糖尿病患者来说，服用二甲双胍既能降糖又能减体重。但是单纯肥胖患者不要盲目使用二甲双胍，因为其可能会引起恶心、腹泻等不良反应，不推荐作为减重药来使用。

小提示　糖尿病患者如长期服用二甲双胍，会影响维生素 B_{12} 的吸收，可能造成巨幼细胞性贫血。建议糖尿病患者每 1～2 年检测维生素 B_{12} 的水平。如不缺乏，请继续维持定期检测，平时可补充鱼类、蛋类、动物肝脏等含维生素 B_{12} 的食物。如果缺乏，在饮食补充的同时，还需要在医生指导下适量服用维生素 B_{12} 补充剂

胰岛素是降服"糖魔"的有力武器

胰岛素在糖尿病治疗中有很重要的地位，它是由人体胰岛 β 细胞分泌的一种激素，主要作用是促进蛋白质和脂肪合成，同时降低血糖。对于1型糖尿病患者来说，胰岛素是维持生命和控制血糖的必备药物，2型糖尿病患者在饮食和运动控制不佳的情况下，也需要它的介入来减少急慢性并发症的危险，是治疗2型糖尿病的有力武器。

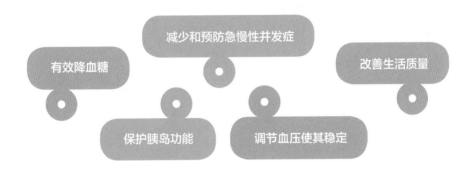

胰岛素的治疗方案要根据病情、血糖控制情况、并发症情况、口服降糖药情况、个人经济条件等综合制订，是非常个性化的。根据胰岛素的分泌情况，可以分为基础胰岛素治疗方案和强化胰岛素治疗方案两种，具体方法请谨遵医嘱。

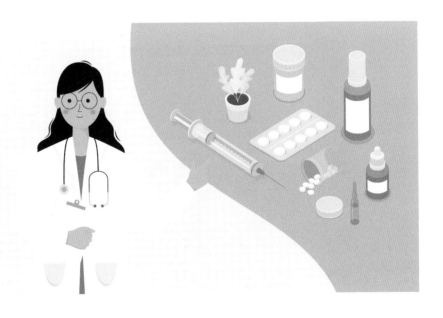

看好胰岛素，看好胰岛素
——给正在用胰岛素治疗的朋友

它亦温柔，它亦暴虐。
它让你笑，笑到流鼻血，
它让你哭，哭到眼无泪。
它快如疾风扫落叶，
它慢如钝刀割肉不流血。

它也顺从，它也抗拒。
用好它，它让你骄傲让你心醉。
放纵它，它让你叹息让你心碎！

它忠诚干练，是你克敌制胜的法宝，
它桀骜不驯，稍不留神就招惹祸端。

它永远是个孩子，
它需要你的呵护照看，
看好它，它就是你的骄宝贝！

用药时要注意什么

降糖药的使用是因人而异的，降糖药不同于其他药物，不同患者的病情不同、胰岛素抵抗的程度也不同，使用药物的种类、剂量也不同，因此糖尿病患者要根据自己的病情，在专科医生的指导下用药，千万不要随意滥用药物，更不能擅自减量或加量，否则会因用量不当而影响疗效。此外，还应了解以下用药注意事项。

抗糖尿病药物可分为两大类：抗高血糖药和降血糖药。前者单用时一般不诱发低血糖，后者在剂量大时常面临低血糖风险，常用的降血糖药为磺脲类、格列奈类和胰岛素。

1　使用药物前一定要阅读说明书，了解药物排泄的途径和禁忌证

2　进食量准确、生活规律是调整降糖药的前提

3　不进餐时不用降糖药，进餐量少时降糖药的量要减量，但最好规律进餐、用药

4　降糖药要从小剂量开始使用

5　做好糖尿病监测记录，以便于调整药物治疗

6　少数糖尿病患者开始服用某一种降糖药时效果良好，但服用一段时间后效果就不那么理想了，这是因为患者对药物产生了耐受性。在这种情况下，应改服其他降糖药

7　服药期间，如同时服用影响其代谢的药物应减少降糖药的剂量，因为它们能增强降糖药的作用，易引起低血糖，甚至会发生低血糖休克

8　糖尿病患者用药后不可突然中断，否则会使接近稳定的病情恶化，甚至会出现酮症酸中毒

谣言
胰岛素是不是
比吃药效果好

辟谣小队：

有一部分糖尿病患者认为胰岛素没有不良反应，在不需要胰岛素治疗时强烈要求打胰岛素。其实胰岛素的应用除了不方便外，还有一些短期与长期的不良反应，比如过敏反应和皮下脂肪萎缩或肥厚、水肿、屈光不正和视网膜病变加重、低血糖、体重增加、胰岛素抵抗、长期大量外源性胰岛素摄入（高胰岛素血症）导致的动脉粥样硬化等。因此，胰岛素是把双刃剑，具体是否适合使用，还要结合病情并遵医嘱。

案例分析

我曾经管过 2 位患者，一位重视、一位不重视，导致病后的结果很不同。患者 A，每次跟别人说自己只是血糖高一点，但其实她的餐后血糖经常超过 12 毫摩 / 升，空腹也是 7~8 毫摩 / 升，而且血脂还高、体重也高。但他自己一点感觉都没有，所以他不怎么重视，也不吃药。结果 1 年后，就因为突发心梗住院了，药没少吃，钱没少花，人还遭了不少罪。

差不多同时，另外一位糖友，她是在例行体检时，发现自己空腹血糖到了 7.5 毫摩 / 升，就高度重视，通过积极的饮食和运动，控制体重，但血糖控制不是很理想，后来吃上了二甲双胍。3 个月后，她的病情控制得比较好，1 年后只吃 1 片二甲双胍就维持在一个很好的血糖水平了。

以上 2 位患者，差不多同样的病情，就因为不同的认知，造就了截然不同的结局。所以，大家在该控制饮食的时候，一定抓住机会，不要抗拒，找借口，到了该吃药的时候不要自欺欺人，不吃药，否则带来的后果都是由我们自己买单的。

治疗糖尿病，只管血糖就行吗？

我们降糖的目的是预防糖尿病的急慢性并发症，尤其是动脉硬化，而动脉硬化的危险因素除了血糖，还与血压、血脂、抽烟等有关，如果存在两个以上危险因素，那么血管并发症的程度便会大大增加。因此，改善糖尿病并发症需要全方位无死角，改善生活方式，戒烟，兼顾血压、血脂，这样才会取得良好效果。

血糖降下来了，可不可以停药？

不可以，中断治疗后不久，血糖会再次上升，且难以控制。一般说来，糖尿病是需要终身服药的一种疾病。现在的医疗水平，能帮助患者将血糖控制在正常范围，调理出和"治愈"等效的身体，却不能还你一个一辈子脱离糖尿病控制的身体。

服用二甲双胍需要注意什么？

避免过量饮酒；定期检查空腹血糖、尿糖、尿酮及肝肾功能；对于有维生素 B_{12} 摄入不足或吸收不良的患者，应每隔 2～3 年监测血清维生素 B_{12} 水平。

什么时间服用口服降糖药效果最好？

α - 葡萄糖苷酶抑制剂应在餐时服用；二甲双胍类降糖药宜在餐前服用，胃肠反应大者也可饭中或饭后服用；磺脲类降糖药要在餐前 30 分钟左右服用。

使用胰岛素需要注意什么？

病情需要时，早用比晚用好；联合比单用好；多次比少次好；短效胰岛素应在餐前 30 分钟注射，主要用于控制餐后高血糖；长效胰岛素注射时间不固定，适用于空腹血糖控制欠佳的糖尿病患者。

糖尿病患者低血糖时如何急救？

对于轻度至中度的低血糖，口服糖水、含糖饮料或进食糖果、饼干、面包、馒头等即可缓解。重度和疑似低血糖昏迷的患者，应立即送医急救。

糖尿病酮症酸中毒如何急救？

当怀疑糖尿病患者发生糖尿病性酮症酸中毒时，应立即检测血糖水平（有条件者，当血糖＞13.3毫摩/升，可同时检测尿酮水平），应饮足量的不含葡萄糖的水（以盐水为宜），并继续原有治疗方案的胰岛素治疗（不要私自调整剂量），停用双胍类降糖药（如格华止），并立即赶往附近医院接受诊治。

吃着药打着针就行，没症状不用复查？

糖尿病用药的目的是把血糖尽可能地控制在达标范围，预防并发症，而有些患者虽然承受着用药的不便却不追求用药的疗效，好像用药只是为了寻求心理安慰，只要没有不适症状就不就诊。其实许多时候血糖轻度升高并无症状，至多会有一些乏力的感觉，但是高血糖的危害却是持续存在。因此正确做法是：每周都需要监测血糖，定期去医院复查，每年评估一次糖尿病的相关并发症。

空腹血糖达标就行，血糖越低越好吗？

有相当一部分糖尿病患者只监测空腹血糖，但许多患者是以餐后血糖升高为主，这样做的最终结果就是餐后血糖得不到有效控制，病程持续进展，并发症便会出现。还有许多糖尿病患者认为越低越好。使用胰岛素和促泌剂的患者，很容易出现低血糖，而后是反应性的高血糖，会导致两个严重后果：低血糖对大脑造成损伤或致命性的低血糖，波动的血糖加速了并发症的发生发展。因此，糖尿病患者监测空腹血糖的同时，还应监测餐后血糖，每3~6个月查一次糖化血红蛋白，并且把血糖控制在合理范围内。

第三章

关于营养和血糖的
科学真相

符合控糖原理的正确饮食

1 211 全平衡饮食法，不挨饿稳定血糖

● 符合医学原则的餐盘原则

下图的饮食营养餐盘是在中华医学会糖尿病学分会糖尿病教育与管理学组营养专家的指导下应运而生的，目的是更加直观地帮助每个希望学会自我饮食营养搭配、控制能量摄入的人进行合理饮食。这个餐盘原则非常简单易懂。

1/4 优质蛋白质

优质蛋白质指的是蛋白质中含有较完整的、吸收率较高的人体必需氨基酸。富含优质蛋白质的食物来源有去皮禽肉、牛肉、猪瘦肉、奶及奶制品、鱼虾、蛋、大豆及其制品等。

1/4 多元主食

多元主食指的是要适量摄入未经过精加工的全谷物和根茎类食物，例如杂粮饭、荞麦面、全麦面包、红薯、紫薯、南瓜、莲藕、玉米、山药等，为健康的一餐提供混合碳水化合物，既保证多样的营养素，又带来更强的饱腹感。

1/2 黄金蔬果

蔬菜： 以深色蔬菜为佳，包括深绿色（如菠菜、西蓝花、生菜、芥蓝）、深红色（如番茄、辣椒、胡萝卜）、深紫色（如紫甘蓝、红苋菜），它们相较普通蔬菜所含钙、铁、维生素 C 等营养素更加丰富。

水果： 选择糖分含量相对少的，如牛油果、草莓、蓝莓、柠檬等；少吃糖分含量高的，如荔枝、芒果、火龙果等。烹饪时尽量选择轻加工的方式，如清蒸、焯烫、清炒等，避免高温油炸、过度加热。烹饪时尽量选择橄榄油、花生油、菜籽油等植物油

◉ 尝试评估你的"饭"

先看看总体上你的饮食是否符合 211 饮食法的基本搭配，查漏补缺，再从下面的 3 个维度来评估。

每天吃一道彩虹
- 《中国居民膳食指南（2022）》建议每天摄入不重复的食物种类达到 12 种以上，每周达到 25 种以上
- 按照一日三餐食物品种数的分配，早餐至少摄入 2 ~ 3 种，午餐摄入 4 ~ 5 种，晚餐 4 ~ 5 种，加上零食 1 ~ 2 种
- 要是发现桌上的食物不满足彩虹色，可能有以下两点原因：食物选择单调不够丰富；烹饪过度或用的酱料过多

主食要混搭着来吃
- 馒头、面包、面条、米饭，细细看来只有白米、白面两种食物，总是这样吃的话精细主食摄入比例太高，既容易发胖，也不好控制血糖
- 建议在现有主食的基础上，添加 1/3~1/2 的全谷物来混搭，具体可以这么做：蒸米饭时，加入一半小米、糙米或燕麦米；买面粉时，选择全麦粉；外出就餐时，选择杂粮、薯类替代白米饭、炒饭、面条和烙饼等精制主食

添加适量的优质脂肪
适量的烹饪油、调味油（香油）、坚果等，都可以为健康餐桌加分

◉ 2 个拳头的蔬菜，既要吃够，又要健康

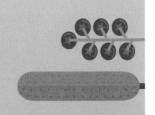

- 根茎类（白萝卜、胡萝卜等）
- 鲜豆类（蚕豆、豌豆、绿豆芽等）
- 茄果类（茄子、番茄、黄瓜、苦瓜等）
- 葱蒜类（洋葱、韭菜、大葱、青葱等）
- 嫩茎、叶、花菜类（大白菜、菜花、油菜等）

◉ 1 个拳头的主食，既要吃够，又要健康

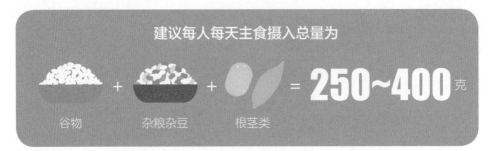

建议每人每天主食摄入总量为

谷物 + 杂粮杂豆 + 根茎类 = **250~400** 克

◉ 1 个拳头的高蛋白食物，提高身体代谢

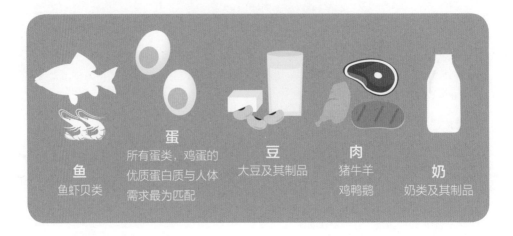

鱼
鱼虾贝类

蛋
所有蛋类，鸡蛋的
优质蛋白质与人体
需求最为匹配

豆
大豆及其制品

肉
猪牛羊
鸡鸭鹅

奶
奶类及其制品

逆转认知 2 **所有的食物都会升高血糖，有的升得快，有的升得慢**

　　大家的朋友圈是不是经常能看到这样的信息，一些"神奇"的食物有降低血糖的功效，苦瓜、南瓜、秋葵等都榜上有名。有些糖友甚至把这些食物当成了降糖药物，以为只要多吃这些食物就可以稳定血糖。那么，食物真的能降糖吗？其实，自然界中根本不存在降糖食物以及无糖食物，任何食物都没有降血糖的作用；反之，自然界中所有的食物在食用后都可以使血糖升高。这是因为只要是食物就含有热量，有热量的转换就会引起血糖升高，只不过，不同食物让血糖升高的幅度不同，有些食物升血糖速度快、升得高，而有些升得慢、升得低，而这是通过血糖生成指数来评估的。

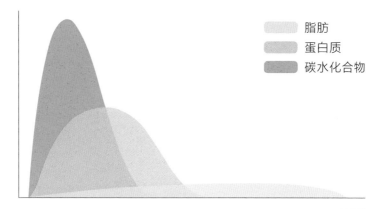

谣言

无糖食品可以多多选择

辟谣小队：

无糖食品是不含蔗糖、葡萄糖、麦芽糖等单、双糖成分，其之所以是甜的，是因为加入了甜味剂，如木糖醇等。国家相关标准规定，"无糖"是指固体或液体食品中每100克或每100毫升的含糖量不高于0.5克。如果不加节制地大量食用无糖食品，仍会导致血糖升高且不易控制。因此，不应一味地选择无糖食品，而应选择低血糖生成指数（GI）、低热量的食品。

逆转认知 3 GI 的不完美和 GL 的引入

人们很早就知道，能被快速吸收的糖类，会导致血糖迅速升高。1981 年，多伦多大学营养学的一名教授发现有些食物，如土豆，实际上会导致血糖迅速升高，而有些含糖量高的食物提升血糖的速度似乎反而有些慢。这一发现导致血糖生成指数（GI）的提出。

● 什么是血糖生成指数

血糖生成指数反映了某种食物与同量葡萄糖相比升高血糖的速度和能力，简单来说就是人体食用一定食物后会引起多大的血糖反应，GI 是固定数值，和食物种类等多种因素有关。

血糖生成指数的高低与各种食物在人体中的消化、吸收和代谢有关，高 GI 的食物，消化快、吸收率高；低 GI 食物，在胃肠中停留时间长，吸收率低，葡萄糖进入血液后峰值低，下降速度慢，通常不会导致血糖激增。

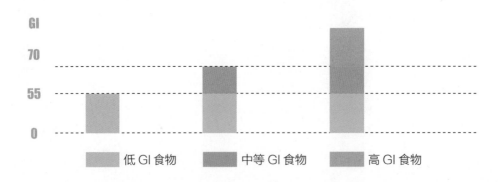

一般来说，糖友依据 GI 合理安排膳食，尽量选择血糖生成指数低的食物，将日常饮食中一半的食物从高 GI 食物替换成低 GI 食物，如燕麦、荞麦、绿叶蔬菜等，能获得显著改善血糖的效果。

糖友要多吃低 GI 的食物，但不意味着高 GI 的食物绝对不能吃，做饭时如能注意"高低搭配"的原则，同样能做出健康美味的膳食。所谓高低搭配，即将高 GI 的食物与低 GI 的食物搭配，制成 GI 适中的膳食，有利于减轻胰岛细胞负荷，能有效控制和稳定血糖。

| 大米 + 豆类 | ▶ | 绿豆饭、红豆饭或黄豆饭 |
| 面粉 + 玉米面、黄豆面 | ▶ | 窝头、发糕 |

● GI 存在什么缺陷

因为 GI 是以同质量的碳水化合物做比较，在实际生活中，不同食物所含的碳水化合物的比例不同，所以单纯依据 GI 控糖也存在一定的缺陷。

举个例子，现在用 GI 来评判西瓜和香蕉对血糖的影响，毫无疑问是西瓜影响更大（西瓜 GI 为 72，香蕉 GI 为 52）。可是，西瓜碳水化合物含量较低，二者对血糖的影响肯定是不同的。在这个例子中，因为西瓜大部分是水分，3 倍重量的西瓜所含的碳水化合物才能与 1 倍重量的香蕉等同。于是，引入了关乎重量和含量的参数血糖负荷（GL）。

● GL 的引入

血糖负荷（GL）指食物所含碳水化合物的量（一般以克为计量单位）与其血糖生成指数的乘积，GL 值能更真实反映某种食物吃下去后对血糖影响的大小，糖友宜选择低血糖负荷的饮食。GL 换算公式如下。

$$GL = GI × 食物碳水化合物含量（克）/100$$

低 GL 饮食	中 GL 饮食	高 GL 饮食
GL < 10	10 ~ 20	GL > 20
表示对血糖影响很小	表示对血糖影响不大	表示对血糖影响很大

● 控血糖，应综合考虑 GI 和 GL

GI 表示食物对血糖影响的速度，类似于单位价格；GL 更全面地表示该事物对血糖影响的强度，类似于总体价格。购买某种商品，既要考虑单价，也要考虑总价，一样的道理，大家在调控血糖的时候，就应将 GI 和 GL 综合起来考虑。

比如，西瓜很甜，糖友到底能不能吃？大家可以依据三个参数（GL、食物碳水化合物含量、GI）来了解西瓜对血糖有没有影响（每 100 克西瓜含碳水化合物 5.5 克、西瓜 GI 为 72）。

100 克西瓜的 GL = 72 × 5.5 ÷ 100 = 3.96，那 200 克西瓜 GL 值计算一下，便知道是否可以放心吃，即 GL = 72 × 2 × 5.5 ÷ 100 = 7.92 < 10，结果表明对血糖没有明显影响，可以放心地进食这 200 克西瓜。

食物	GI	GL	分量 / 克
燕麦麸	55	13	30
玉米片	79	9	50
面条（白，细，煮）	41	27	100
牛奶	28	3	250
豆奶	19	1	250

吃整不吃碎，可降 GI 值

- 薯类不要切得太小或碾成泥状、糊状，避免消化吸收快而导致血糖太快升高
- 蔬菜能不切就不切，即使要切，也不要切得太小。蔬菜最好多嚼几下，让肠道多蠕动，对血糖控制有利
- 豆类能整粒吃就不要磨，这样既可降低 GI 值，又可促使人们吃饭时多嚼几下，避免进食太快引起餐后血糖突然升高
- 糖友最好吃新鲜完整的水果，瓜果能不切就不切，更不要将水果打成果汁饮用，以免血糖升高太快

逆转认知 4 食物营养密度黄金法则

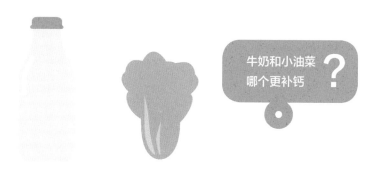

请 1 秒内回答：牛奶和小油菜，哪个更补钙？不少人都会选牛奶，但正确答案是小油菜。

通常评价一个食物，大家会用两个维度：热量和营养。所谓的"营养密度"就是这两个维度的相对关系，即食品中以单位热量为基础，所含重要营养素（维生素、矿物质和蛋白质）的浓度。在同等热量情况下，营养越高，那"营养密度"就越大。

● 一个公式算出谁更有营养

营养密度即单位能量的食物中，某种营养素的浓度。

> 营养密度 = 100 克食物某营养素含量 ÷ 100 克食物热量

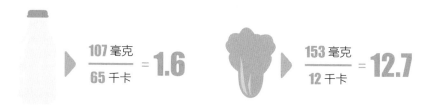

牛奶的钙营养密度为 1.6，小油菜为 12.7。

在补钙上，小油菜不光浓度赢了，密度也完胜牛奶。不过，我们没法保证每天能吃到小油菜，不能完全靠小油菜补钙。而每天喝一杯牛奶，就能补充250~300 毫克钙，约占人体每日所需钙量的 1/3，更方便快捷。

由此可见，不同食物所富含的营养物质种类并不相同，对于健康的作用也不一样。比如猪瘦肉，除了铁，还有锌、硒等人体容易缺乏的矿物质以及优质的蛋白质；白菜中除了铁，还有多种维生素、矿物质、蛋白质以及膳食纤维；而红糖，矿物质和维生素很少，却含有大量对健康没有什么好处的糖。所以，白菜和猪肉的营养密度要比红糖高得多，糖友在饮食中要优先选择这类高营养密度的食物。

◉ 适合糖友吃的高营养密度食物

适合糖友吃的高营养密度食物一般是指营养丰富但是热量低的食物，比如蔬菜、水果、全谷物（燕麦、藜麦等）、低脂／脱脂奶制品、水产品、瘦肉、蛋类、坚果类。糖友首选营养密度高的食物，才能为身体提供适当比例的营养素，避免营养过剩。目前还没有食物营养密度排名的权威数据，不过大家平时可以通过以下方法判断。

同类食物中，脂肪含量比较低或者糖含量比较低的，通常营养密度较高

食物中加入大量的油、糖等成分的，营养密度较低

完整（固体）食物的营养密度＞分解（液体）食物，如苹果的营养密度大于苹果汁、肉的营养密度大于肉汤

粗粮的营养密度＞精白米面

例如，乳类和瘦肉所提供的营养素既多又好，所以营养密度较高；肥肉所提供的营养素很少，所以营养密度就比较低。

食物	功效	推荐做法
三文鱼	ω-3 脂肪酸对心脏和血管健康有益	清蒸三文鱼、香煎三文鱼
贝类	促进糖代谢	蒜蓉蒸扇贝、牡蛎豆腐汤
土豆	刺激胰岛素分泌	蒸土豆
蓝莓	提高胰岛素敏感性	蓝莓酸奶
蛋黄	提高抗病力	煮鸡蛋

逆转认知 **5** 控好主食，血糖至少稳一半

对于糖尿病前期人群和糖尿病患者来说，碳水化合物的种类和数量对餐后血糖的控制很关键，吃对主食其实就相当于控好一半血糖。

◉ 总量控制好

《中国居民膳食指南（2022）》推荐成年人每天摄入谷薯类食物250～400克，其中全谷物和杂豆类50～150克，薯类50～100克。那么，250～400克主食有多少？一起来看看吧！

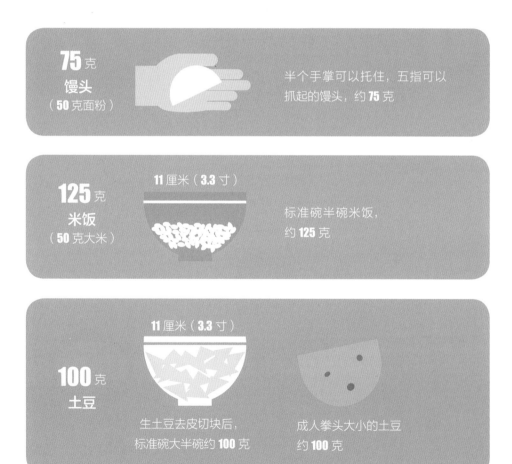

75克
馒头
（50克面粉）

半个手掌可以托住，五指可以抓起的馒头，约**75**克

125克
米饭
（50克大米）

11厘米（3.3寸）

标准碗半碗米饭，约**125**克

100克
土豆

11厘米（3.3寸）

生土豆去皮切块后，标准碗大半碗约**100**克

成人拳头大小的土豆约**100**克

◉ 精白米面怎么吃

加工精度高的精白米面，热量高，会引起人体较高的血糖应答。更健康的做法是，吃饭时将米饭减掉一半，以肉类和蔬菜代替，或者用低糖类的主食代替。如果想吃一碗热汤面，那么就可以把面条减掉一半，以豆芽、豆腐、青菜等代替，不仅减糖，口感也更丰富，营养更均衡。

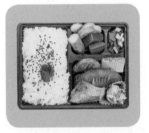

米饭减半

直接将米饭减掉一半，其他食材摄取不变

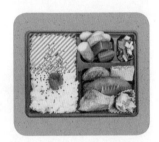

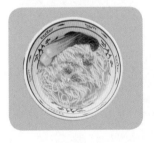

面条减半

面条减半，加豆芽、豆腐、青菜等食材

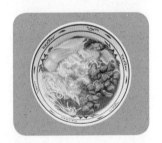

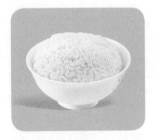

精米用粗粮替换

增加饱腹感强、富含膳食纤维的红豆、糙米、燕麦等一起做饭

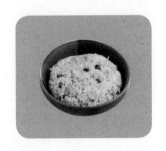

● 主食粗一点儿

稻谷、小麦等本身含有丰富的 B 族维生素和矿物质，但在精加工过程中，由于谷胚和麸皮被碾磨掉，这些营养素被破坏。加工得越精细，营养素损失越多，对控制血糖就越不利。

所以，主食要尽量吃得粗一点儿，可多吃粗粮、杂粮，如燕麦片、玉米、小米、糙米、荞麦等。

● 主食杂一点儿

糖尿病患者比常人更需要维生素，如果维生素缺乏会加重周围神经功能障碍。同时，肝脏需要大量的 B 族维生素来参与代谢。而杂粮中的维生素和矿物质往往含量较高，如小米、燕麦、高粱等。在烹调时，可在大米中加小米、玉米等杂粮做成米饭，这样既可延缓血糖升高，还增加了维生素的摄入。

● 米饭做得干，血糖上升慢

研究证明，米粒的完整性越好，消化速度越慢，血糖上升越慢。一般米饭做熟后还能保持完整的颗粒，这就是刚刚熟透又不黏糊的"整粒大米"，这样的米饭比"软糯米饭"更能延长胃肠道消化吸收的时间，一定程度上能减少血糖的波动。

米饭加豆热量减

把大米和红豆、黄豆等各色豆子按 1∶1 的比例混合制成豆饭，不仅发挥了蛋白质的互补作用，也显著提高了饱腹感。同样一碗饭的分量，由于加入了不同的食材，使大米的分量减少，从而降低了热量的吸收。

◉ 增加薯芋类摄入的方法

薯芋类包括土豆、红薯、山药、芋头等，虽然淀粉含量比普通蔬菜高，却是低脂肪、高膳食纤维食物，饱腹感特别强，也就是说同样吃到饱，吃土豆等薯芋类获取的淀粉要比吃米饭得到的淀粉少，对血糖的影响更小，因此，在总热量不变的前提下，主食适当用土豆等薯芋类来代替精白米面更有利于控糖。

增加薯芋类摄入可以从以下 3 个方面入手。

薯芋类做主食
将土豆、红薯、山药、芋头等经过蒸或煮之后，直接作为主食食用，也可以切块放入大米中烹煮后食用

薯芋类做菜肴
土豆是日常饮食中常见的食材，有多种烹制方法，如炒土豆丝、土豆胡萝卜炖牛肉、南瓜炖土豆等，营养又美味。其他薯类也可以与蔬菜和肉类搭配烹调，如山药炖排骨、芋头炖鸭等

薯芋类做健康零食
如将红薯切片、晒干，制成红薯干。需要注意的是，糖尿病患者不能吃太多炸薯条或炸薯片等

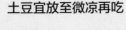

土豆宜放至微凉再吃

土豆饱腹感强，并且富含抗性淀粉，可延缓餐后血糖升高、控制体重。抗性淀粉在生土豆中含量很高，做熟后大幅降低，而熟土豆稍微放凉后，其含量又有所提升，因此吃土豆放至微凉效果最好

逆转认知 6 坚守你的脂肪预算

脂肪对于糖友十分重要，吃少了不行，吃多了也不行，吃得不对还不行。肥胖、糖尿病、高血压、血脂异常、动脉硬化这些病很大一部分原因是脂肪太多。

脂肪推荐摄入量：占每日总热量的 20%～30%

● 脂肪有好坏之分

一味抵触脂肪不利于身体健康。用正确的态度对待脂肪很重要，摄取脂肪不再单纯看"量"，而是注重"质"，可按照"好脂肪""坏脂肪"的标准来选择饮食。

"好脂肪"是指富含不饱和脂肪酸（包括单不饱和脂肪酸与多不饱和脂肪酸）的脂肪，有助于调节血脂，比如橄榄油、鱼肉、花生米、瓜子等富含"好脂肪"。"坏脂肪"是指饱和脂肪酸和反式脂肪酸，主要存在于肥肉、动物油、油炸食品、甜点等食品中，过多摄入会导致动脉粥样硬化等心血管疾病及癌症、肥胖等。

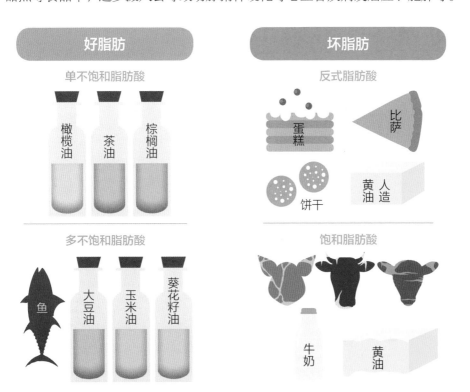

◉ 学会饮食替换，科学吃脂肪

　　"好脂肪"大多来源于天然植物性食物，如各种坚果、大豆等；而"坏脂肪"较多来源于畜类脂肪和加工食品中，如肥肉、人造黄油、人造奶油等。我们知道，血管中有好胆固醇和坏胆固醇。高密度脂蛋白胆固醇是好胆固醇，在体内以高密度脂蛋白的形式存在，如同运送垃圾的卡车，帮助清理血管垃圾。而低密度脂蛋白胆固醇是坏胆固醇，它是形成斑块、引起"血管交通"堵塞的罪魁祸首。尽量用"好脂肪"代替"坏脂肪"，能帮助升高高密度脂蛋白、降低低密度脂蛋白，从而降低心血管疾病的发生率。

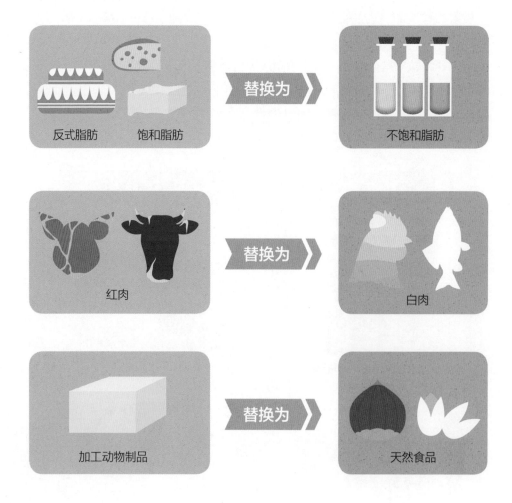

◉ 揪出隐形脂肪

肥肉中蛋白质、维生素等营养素的含量微乎其微，90% 是脂肪，而且是饱和脂肪酸。大口吃肥肉的事儿相信不会有多少人干，平时我们更应该提防那些不知不觉中吃进去的"肥肉"。

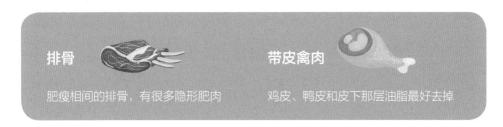

排骨

肥瘦相间的排骨，有很多隐形肥肉

带皮禽肉

鸡皮、鸭皮和皮下那层油脂最好去掉

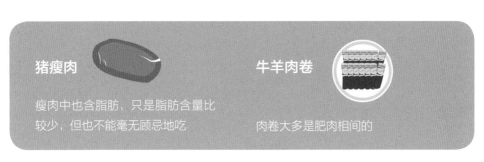

猪瘦肉

瘦肉中也含脂肪，只是脂肪含量比较少，但也不能毫无顾忌地吃

牛羊肉卷

肉卷大多是肥肉相间的

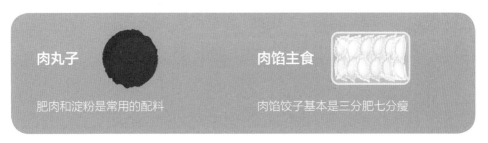

肉丸子

肥肉和淀粉是常用的配料

肉馅主食

肉馅饺子基本是三分肥七分瘦

用少油或无油的烹调方法来制作菜肴

在日常烹饪方法中，油煎、油炸、焗、红烧、爆炒等耗油较多；而氽、煨、炖、白水煮、清蒸、涮、烤、卤、拌等方法耗油较少，如凉拌海带、炖黄鱼等，只要把其他调料配好，不放油或仅滴几滴香油也很美味。

逆转认知 7 糖尿病患者也能吃的水果清单

不少人认为水果甜味大，血糖偏高的人不能吃。其实，甜味不等于含糖量，不甜的水果未必含糖就少。糖尿病前期人群和糖尿病患者在血糖控制趋于稳定后，可适量进食含糖量相对较低及低血糖生成指数（GI）的水果。建议糖尿病患者每日食用水果的量不宜超过200克，同时应减少半两（25克）主食的摄入，这就是食物等量交换的方法，使每日摄入的总热量保持不变。

每 100 克含糖量 <10 克的水果
比如柚子、柠檬、青梅、李子、枇杷、草莓等

推荐选用

慎重选用

每 100 克含糖量 11 ~ 20 克的水果
比如芒果、甜瓜、橘子、蓝莓、苹果、鸭梨、葡萄、香蕉、菠萝等

不宜选用

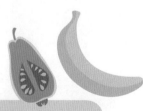

每 100 克含糖量 >20 克的水果
比如山楂、冬枣、火龙果、百香果、椰子等

◉ 水果和主食需交换

糖尿病患者吃水果需减少主食量，要把水果热量折算到一天摄入的总热量中。如果一天吃200克水果，主食建议减少25克。这就是食物等值交换的办法，以保证每日摄入总热量保持不变。

柚子、柠檬、枇杷、草莓、青苹果等 **200** 克

减少 **25** 克主食

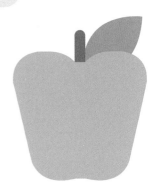

◉ 挑选水果要"青"和"生"

吃水果时最好挑偏青点、生点的，这样的水果口感可以接受，且含糖量大大降低，有利于血糖控制，如青点的李子、橘子、苹果等。所以，糖尿病患者在挑选水果时，最好不要选那些熟透的甚至有酒精发酵味道的。

◉ 吃水果时间有讲究

水果宜作为加餐食用，即两次正餐之间进食水果，如10点、15点左右，既预防低血糖，又可保证血糖不发生过大的波动。水果如果跟正餐一起吃，胰岛素分泌、代谢则会受到影响，导致血糖控制不理想。

逆转认知 8 糖尿病患者 ≠ 不能喝粥

血糖高，人就容易口渴，因此糖尿病患者多数会更愿意喝粥。但一般的大米粥又容易导致血糖波动，医生也常推荐"吃干不吃稀"，那么糖友可以健康喝粥吗？怎么煮粥才更适合糖友呢？

● 血糖高，也能喝粥

等量大米煮成的米饭和粥对糖友进食后的血糖有不同的影响。进食米饭后，餐后血糖相对较平稳；而进食粥后，餐后血糖则明显升高。这种现象与食物影响血糖反应的因素有关。

食物的化学组成
如果食物中同时富含蛋白质和膳食纤维，则血糖的上升速度较慢。精白米蛋白质含量低，膳食纤维很少，因此血糖升高较快。而黑米、糙米等未经精磨的米，富含膳食纤维，血糖上升速度则慢得多

食物中的碳水化合物存在形式
主食中淀粉一般是被包裹在植物的种子当中，种子外层的包裹严密度、淀粉粒的大小等都会影响到食物的血糖反应。如红豆种子加工中未破裂，直链淀粉含量较高，因而喝红豆粥之后消化速度较慢

食物中可消化碳水化合物含量
相同体积的米饭，其淀粉含量大大超过粥，进食后的血糖反应反而更高。也有研究数据证明，吃粥的血糖反应反而低于吃米饭。《中国食物成分表标准版（第6版第一册）》中记载，大米粥的血糖生成指数为69，而大米饭为90

食物中抗消化因素的存在
豆类富含膳食纤维、单宁、植酸、胰蛋白酶抑制剂等对抗消化的成分，因此豆类消化起来比大米要慢

◉ 喝粥前先了解这 3 点

了解了食物血糖反应的因素后，我们就明白，只要选对粥的品种、掌握好烹饪技巧等，其实糖友们也是可以喝粥的。但要注意以下几点。

○ **1** 将喝粥的能量计算到当日能量总量中，如果今天打算喝粥，其他主食的量要适当减少

○ **2** 喝粥后要记得监测血糖，这样才能做到心中有数

○ **3** 糖尿病患者如果血糖控制不良，2 型糖尿病患者空腹血糖大于 7 毫摩 / 升，餐后血糖大于 10 毫摩 / 升，糖化血红蛋白大于 7%，就可以视作血糖控制不佳，别喝白粥，喝杂粮粥、杂豆粥，对血糖的控制稍好一点

◉ 喝粥不升高血糖的窍门

粥里加点料	熬粥时间别太长	粥要慢慢喝	喝粥前吃点干的
建议在煮粥时加入一些杂豆、杂粮，如红豆、高粱、玉米、燕麦等"配料"，煮成杂粮粥、杂豆粥，粗粮杂豆熬制的粥增加了膳食纤维，明显降低血糖生成指数。适当添加蔬菜、瘦肉等，也能减少淀粉摄入，同时增加饱腹感，减少摄入总量	粥熬得越烂，糊化程度越高，淀粉颗粒越小就越利于消化吸收，越黏稠的粥消化吸收速度越快，血糖就越难控制。因此，各种杂豆杂粮粥不可煮得时间过长或煮得太烂	粥是流质的食物，不需要咀嚼，这就导致喝粥时速度都很快。然而，喝粥时间越长，被消化吸收的粥量就会减少，血糖上升的速度自然就会慢下来。因此，糖友喝粥时要小口慢咽，最好边吃菜边喝粥，尽量拉长喝一碗粥的时间	粥的吸收速度较快，空腹喝粥，容易引起血糖波动，不利于血糖的正常和稳定。糖友们在喝粥前可以先吃一些固体食物，如馒头、蔬菜等，做到干稀搭配，这样可以延长粥在胃内的停留时间，进而延缓血糖升高的速度

逆转认知 **9** 糖友如何通过解读食品标签选择合适的食物

在超市选购食品时，会看食品标签，不仅能了解食品的质量特性、安全特性、食用或饮用方法等，还能帮助鉴别食品真伪，了解其所含的能量，从而选购到安全放心的健康食品，减少随意饮食导致的血糖升高。

● 怎么看营养成分表

按我国食品标签相关法规，每一种产品都必须注明 5 个基本营养数据，即能量、蛋白质、脂肪、碳水化合物及钠的含量，以及这些含量占一日营养供应的营养素参考值（NRV）的比例。

对于糖友来说，应该限制的营养素如能量、脂肪总量、饱和脂肪、反式脂肪、钠等每天摄入量以不超过 100%NRV 为目标。如果这些营养素摄入量过大则易刺激血糖升高，在购买食物时，这些营养素的 NRV% 越低越好。

对于需要控制体重的人群来说，在购买食品时，要留意查看其含有的能量和脂肪；对于需要控制钠盐的人群来说，则要格外关注钠的含量。

营养成分表

项目	每100克	NRV%
能量	2189 千焦	26%
蛋白质	5.5 克	9%
脂肪	27.6 克	46%
·饱和脂肪	16.9 克	85%
·反式脂肪	1.0 克	
碳水化合物	62.1 克	21%
钠	170 毫克	9%

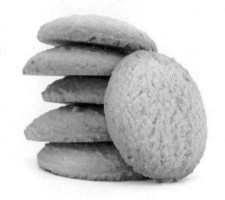

◉ 能量是怎么标示的

在营养成分表中，能量以千焦为单位，而平时计算能量以千卡为单位，要注意它们的换算关系：1 千卡 =4.1858 千焦。

在看营养成分表的时候，一定要仔细看一下营养成分表是按每 100 毫升的量来计算的，还是按一瓶（500 毫升）或是自己随便定的量（如 240 毫升）来计算的。比如以下这两种薯片的营养成分表，是分别按每 100 克和每 40 克来计算的。同类型食品，糖友最好选择能量低、蛋白质含量高、脂肪和钠含量低的食品。

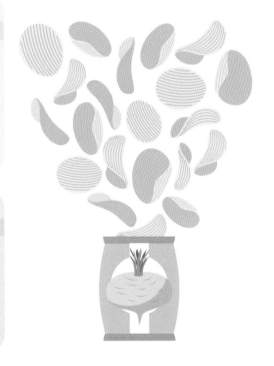

营养成分表

项目	每100 克	NRV%
能量	2063 千焦	25%
蛋白质	4.6 克	8%
脂肪	21.0 克	35%
·反式脂肪	1.0 克	
碳水化合物	71.0 克	24%
钠	750 毫克	38%

营养成分表

项目	每份（40g）	NRV%
能量	720 千焦	9%
蛋白质	3.7 克	6%
脂肪	6.6 克	11%
碳水化合物	24.3 克	8%
钠	40 毫克	2%

◉ 营养声称是什么

在《食品安全国家标准预包装食品营养标签通则》中规定，营养声称是对食品营养特性的描述和声明，如能量水平、蛋白质含量水平。营养声称包括含量声称和比较声称，是可选择标示内容。当某种营养成分含量标示值符合相应的含量要求和限制条件时，可对该成分进行含量声称。

很多食品在广告或者外包装上都会宣传高蛋白，只有当食品中蛋白质含量≥ 12 克 /100 克或≥ 6 克 /100 毫升或≥ 6 克 /420 千焦时，才可以声称"高"蛋白或"富含"蛋白质，这就是"营养声称"。

● 配料表里的秘密

配料表中原料的排序是按含量多少排列的，含量最多的原料排在第一位，含量最少的原料则排在最后一位。配料表其实就是实实在在的数据，会如实记录产品中哪些成分是天然食物加工，哪些是食品添加剂勾兑出来的。

- **1** 食物中如加入大量添加剂如色素、香精、防腐剂、甜味剂等，则不推荐糖友食用
- **2** 糖友应注意识别部分氢化大豆油、部分氢化棕榈油、植脂末、精炼植物油、起酥油、酥油都是反式脂肪的代名词
- **3** 对于无蔗糖食品，糖友更应警惕，有时无蔗糖食品中虽不含蔗糖，但含有葡萄糖、麦芽糖、麦芽糊精等，而它们对血糖的影响不会比蔗糖小

比如某黑芝麻糊的食品，从配料表中可以看到，黑芝麻排到了第二位，并且括号里标注添加量仅为 25%，添加剂的含量特别多。

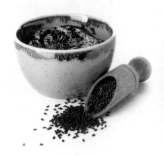

名称： 黑芝麻糊
配料： 大米、黑芝麻（添加量：25%）、白砂糖、食用葡萄糖、核桃仁、花生米、麦芽糊精、单硬脂酸甘油酯、抗坏血酸、食用香精

逆转认知 *10* 掌控饥饿感，摆脱焦虑

◉ 感觉饿是因为有个血糖洼地

生活中，有些糖友会出现这些情况，"明明吃饱了，没过两三个小时又饿了""午饭后睡了一觉，起来就有点饿了"……其实，这并不奇怪。

将餐前空腹血糖水平假设为 0，吃了富含碳水化合物的食物后，血糖水平会先上升，最高峰的数据即为血糖峰值，此过程血糖数据均为正数。一段时间后，在胰岛素的作用下，血糖开始下降，可能在几小时内出现血糖最低值，即血糖谷值。如果谷值的血糖数据低于进餐前的空腹值，则为负数，即为血糖洼地。

是否出现血糖洼地，跟人们机体的血糖控制能力有关。

对血糖控制能力良好的人来说，餐后血糖反应类似"山峰－缓坡"曲线，血糖水平达到峰值后缓慢下降，逐渐趋于稳定；即便餐后 4~6 个小时，血糖值也不会比空腹时明显降低。

对控糖能力比较弱的人来说，餐后血糖会先出现大高峰，然后提前下降到餐前水平以下，出现较低的血糖谷值，带来饥饿感、疲劳感等。

糖尿病患者的控糖能力更差，本就常出现血糖忽高忽低的情况；如果胰岛素、降糖药使用不当，极易出现高低血糖交替情况，经常感到饥饿，且可能餐后 3 小时也无法回归正常，易在下一餐前发生低血糖，最好在两餐之间加点餐。

◉ 经常饥饿、低血糖，要适当增加进食量

逆转糖尿病饮食控制的一个重要目的是稳定血糖，这也需要减少进食量。但如果经常出现因饥饿导致的低血糖，则要适当增加饮食量。如果血糖控制一直良好，但饥饿难忍，也可以试着多吃一些，同时配合密切的血糖监测，如果增加摄入后血糖变化不大，就可以放心大胆地按照调整后的饮食来吃。

如果调整饮食后血糖变化较大，但从体重、生活质量等各个方面来看，调整后的饮食量是合适的，应该找内分泌医生来干预。

需要注意，想要控制好血糖不能只靠不吃饭，还要调整饮食的种类，如主食与肉类的比例，主食与脂肪的比例，以及主食本身的种类等。

◉ 菠菜、茄子、黄瓜等蔬菜可增强饱腹感

番茄、菠菜、黄瓜、白菜、油菜、豆芽、茄子、韭菜等蔬菜，热量低、体积大，可以有效增强饱腹感。

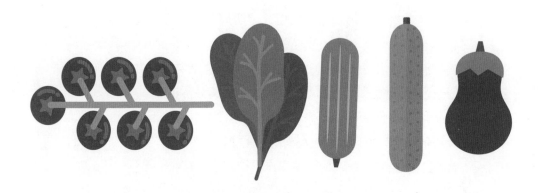

◉ 体重不能降得太快，否则饥饿感会十分强烈

逆转糖尿病的手段之一就是应该减轻体重，因为大部分的糖尿病前期人群体重都超标。但需要注意的一点是，减重要控制在一定范围内，更需要控制在一定的速度内，如果体重下降速度太快，可能会对身体造成一定的不良影响，同时也会让饥饿感十分强烈。

◉ 尿酮体较多时，需要适当多摄入主食

酮体是脂肪代谢的产物。当大家摄入的食物减少，不够身体每天需要时，身体贮存的脂肪会被分解来产生热量。这也是我们通过控制饮食来减轻体重的方法和目的。

但是，如果摄入的热量过少，身体会在短时间内燃烧大量的脂肪来提供热量，此时我们的身体可能来不及处理脂肪代谢的中间产物酮体，从而使其堆积在血液中，并随尿液排出一部分。

如果尿中酮体呈现阳性，说明体内脂肪氧化太多，已经造成酮体在体内堆积，对身体是有损害的。此时，需要适当多摄入一些主食来减少酮体的产生。

◉ 灵活加餐，消除饥饿感

加餐是指三餐之外有目的的额外进食，对于糖尿病前期人群来说，学会加餐很重要。从食物数量上来说，加餐应少于正餐的1/2或更少。例如，加餐食物为主食（面条、馒头等）时，一般用量为 25 ~ 50 克，否则就会本末倒置。

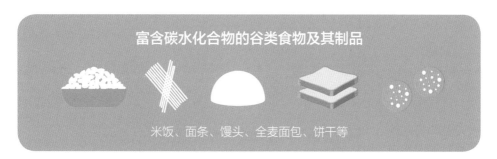

富含碳水化合物的谷类食物及其制品

米饭、面条、馒头、全麦面包、饼干等

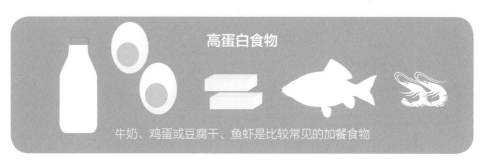

高蛋白食物

牛奶、鸡蛋或豆腐干、鱼虾是比较常见的加餐食物

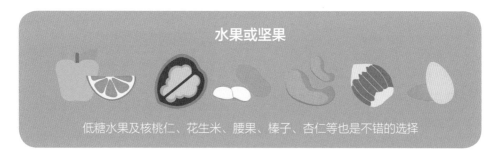

水果或坚果

低糖水果及核桃仁、花生米、腰果、榛子、杏仁等也是不错的选择

加餐的时间最好能够相对固定，一般选择在低血糖发生之前加餐，这对预防低血糖是非常有帮助的。对于经常发生低血糖的糖尿病前期人群来说，适当而科学地加餐能使病情稳定，并能减少药物的用量。而加餐的最佳时间段为上午 9 ~ 10 时、下午 3 ~ 4 时和晚上 9 ~ 10 时。

饮食生活新提案，吃得讲究，兼顾味蕾和控糖

燕麦
餐后血糖上升过快的克星

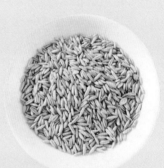

热量： 367 千卡/100 克
血糖生成指数： 51
控糖最佳吃法： 煮饭、煮粥
控糖营养素： β 葡聚糖、不饱和脂肪酸

● 健康烹饪指导

1 焖米饭或蒸馒头时，加适量燕麦，既可使米饭或馒头筋道，又可增加膳食纤维，帮助稳定餐后的血糖。

2 燕麦性凉，早上煮粥时建议混合黑米、紫米、糙米等富含粗纤维的温性谷物，既养胃气，又有助于降血糖。

3 可用燕麦片加牛奶或少量切碎的瘦肉一起煮，这样易消化。

4 燕麦一次食用不宜过多，否则易造成胃痉挛。

小提示

如何选购燕麦片

选购燕麦片的时候，最好选择不加任何配料的纯燕麦片，因为不含添加剂，能最大限度地摄取其营养并获得饱腹感，是糖尿病患者很好的选择。

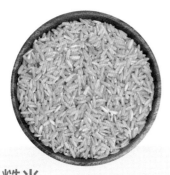

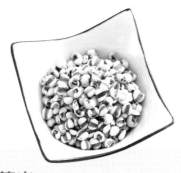

糙米
帮助控制血糖骤然升降

热量：348 千卡 /100 克	
血糖生成指数：55	
控糖最佳吃法：蒸饭、煮粥	
控糖营养素：膳食纤维、B 族维生素	

◉ 健康烹饪指导

1 糙米不容易熟烂，可用高压锅蒸煮，减少烹饪时间，以免加重糊化程度，帮助控制餐后血糖。

2 在做糙米饭的时候如果不知道糙米和大米的量如何配比，其实只需依照个人口感调节比例即可。还可以在煮饭过程中放入豆类，味道更佳。

3 糙米、红豆、薏米洗净后即可蒸煮处理，不要长时间浸泡，否则煮的时候容易糊化，进食后餐后血糖就会越高。

薏米
保护胰岛细胞

热量：361 千卡 /100 克	
控糖最佳吃法：煮饭、煲汤	
控糖营养素：薏米多糖、脂肪油	

◉ 健康烹饪指导

1 薏米可以与肉类等食材熬汤，但注意淘洗薏米要用冷水轻轻淘洗，不可用力揉搓，这样可以减少水溶性维生素的流失。

2 将薏米提前泡软，放入水中，用大火煮熟即可，不要小火熬煮，这样可以降低糊化程度，适合糖尿病患者食用。

3 薏米较坚韧，难以煮熟，煮之前需用温水浸泡2～3小时，且泡薏米的水不宜倒掉。

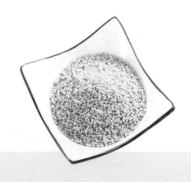

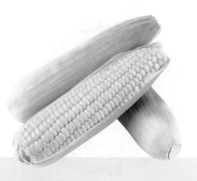

小米
帮助葡萄糖转化为热量

热量: 361 千卡 /100 克
血糖生成指数: 71
控糖最佳吃法: 蒸煮、打豆浆
控糖营养素: 维生素 B_1

● 健康烹饪指导

1 做米饭时加一把小米，可降低 GI 值，其中的维生素 B_1 可以参与糖类与脂肪的代谢，帮助葡萄糖转化为热量，有助于控制血糖。

2 将小米磨成面粉搭配小麦粉等，用于制作烘烤饼、煎饼、杂粮馒头。

3 小米和莲子、百合、核桃仁、板栗以及豆类同煮，不仅味道好，而且可以降低餐后血糖上升速度。

玉米
胰岛素的加强剂

热量: 112 千卡 /100 克
血糖生成指数: 55
控糖最佳吃法: 蒸煮
控糖营养素: 膳食纤维、镁、谷胱甘肽

● 健康烹饪指导

1 玉米最好蒸煮食用，这样可最大限度地激发其抗氧化活性，有利于糖尿病患者的健康。

2 剥玉米时，如果用菜刀来削，根部的胚芽不容易被削下来，很容易造成浪费，可以将玉米先切成小段，将竖着的两排玉米粒先剥下来，然后用大拇指斜着将每一排玉米粒剥下来。

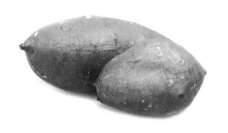

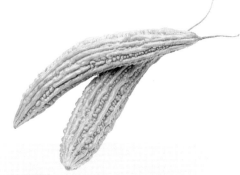

红薯
有助于延缓脂肪的吸收速度

热量: 61 千卡 /100 克
血糖生成指数: 54
控糖最佳吃法: 蒸煮
控糖营养素: 膳食纤维、维生素 C

☙ 健康烹饪指导

1 红薯与土豆都是富含淀粉的食物,土豆的很多做法也适合红薯,如清炒红薯丝、红薯蒸饭等。

2 红薯宜蒸食或煮食,这样其功效能得到最大限度地发挥。一定要将红薯蒸熟煮透,因为高温能破坏红薯的氧化酶,缓解食后出现的腹胀、胃灼热、打嗝、反胃等不适感。

3 蒸红薯时,最好将外皮洗净带皮蒸,这样营养素流失少,吃的时候带皮一起吃。

苦瓜
减轻胰岛负担

热量: 22 千卡 /100 克
控糖最佳吃法: 凉拌、炒食
控糖营养素: 苦瓜皂苷、维生素 C

☙ 健康烹饪指导

1 苦瓜越苦,其苦瓜皂苷(被证实具有控糖功效)含量就越高,因此不建议凉拌时用盐水浸泡去除苦味。如果口味太苦,难以下咽,可加点白醋来中和苦味。

2 苦瓜宜用急火快煮的烹饪方式,不要烹调得过于熟烂,这样可以较好地保留其控糖成分。

3 苦瓜可以榨汁饮用,早餐时可搭配其他食物同吃,长期饮用帮助控制血糖。

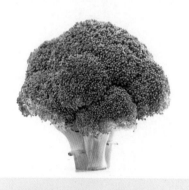
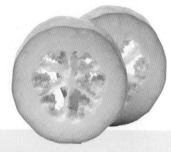

西蓝花
提高胰岛素的敏感性

热量: 27 千卡 /100 克
血糖生成指数: 15
控糖最佳吃法: 炒食、凉拌
控糖营养素: 铬、膳食纤维

◉ 健康烹饪指导

1 烹饪时，将西蓝花放在加了少量盐的沸水中焯一下，然后立即放入冷水中冲凉后再炒，能保持西蓝花的鲜绿和清脆口感。

2 西蓝花也可以榨汁饮用，但最好在沸水中稍加焯烫后再榨汁，更有助于营养素的吸收，提高控糖效果。

3 可将西蓝花放在盐水中浸泡几分钟，菜虫就跑出来了，还有助于去除残留农药。

冬瓜
有助于减重

热量: 10 千卡 /100 克
控糖最佳吃法: 炖煮、炒食
控糖营养素: 丙醇二酸、葫芦巴碱

◉ 健康烹饪指导

1 烹制冬瓜时，盐要少放、晚放，这样口感好，也做到了低盐。尤其是煲冬瓜汤时，更应清淡，出锅前加少许盐即可。

2 冬瓜最宜煲汤，常和海带、薏米、绿豆等一起煲汤，不仅能减重，还能清胃热、除烦止渴、祛湿解暑、消水肿，改善糖尿病引起的水肿。

3 用去皮切块的冬瓜，绞出汁水饮服，能生津止渴，改善消渴症状。

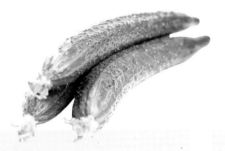

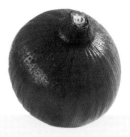

黄瓜
适合高血糖人群充饥

热量： 16 千卡 /100 克
血糖生成指数： 15
控糖最佳吃法： 凉拌、生食
控糖营养素： 葡萄糖苷、丙醇二酸

● 健康烹饪指导

1 凉拌时最好拍黄瓜，用刀背将黄瓜拍扁，不要拍得太碎，以免造成营养成分的流失。蒜和醋都有助于降低血糖，凉拌时都适量加一些，可以帮助控制血糖。

2 黄瓜多汁，榨汁饮用，可降低胆固醇，适合糖尿病合并肥胖、高血压患者饮用。

3 黄瓜尾部含有较多的苦味素，可刺激消化液分泌，从而产生大量消化酶，增强食欲，因此不宜全部丢弃。

洋葱
保护胰岛细胞

热量： 40 千卡 /100 克
血糖生成指数： 15
控糖最佳吃法： 凉拌、炒食
控糖营养素： 槲皮素

● 健康烹饪指导

1 洋葱生吃或凉拌，能最大限度地发挥其降血脂、降血糖的功效。

2 用洋葱炒菜，宜烹炒至嫩脆且有一些微辣为佳，能防止烹饪时间过长导致营养物质被破坏，这样对糖尿病患者更有益。

3 切洋葱时总是被它辛辣的味道刺激到，其实切之前，把切菜刀放在冷水中浸泡，再切时就不会刺激眼睛而流泪了。

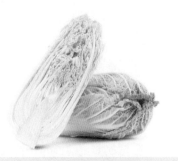

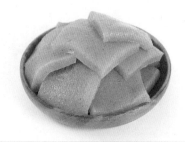

大白菜
减缓餐后血糖升高

热量： 20 千卡 /100 克
血糖生成指数： 15
控糖最佳吃法： 凉拌、炒食、做汤
控糖营养素： 膳食纤维、维生素 C

● 健康烹饪指导

1 切大白菜时宜顺其纹理切，这样切不但易熟，口感好，而且维生素流失少，有利于糖尿病患者控制病情。

2 大白菜如果炒食，烹调时宜急火快炒，不宜用煮焯、浸烫后挤汁等方法，以免营养流失。

3 用大白菜做凉拌菜时，可以加点醋，既可增加菜肴的美味，又可减少食盐用量，更有利于稳定血糖。

魔芋
控糖通便效果好

热量： 9 千卡 /100 克
控糖最佳吃法： 凉拌、炒食
控糖营养素： 膳食纤维

● 健康烹饪指导

1 魔芋制品不易入味，特别适合烧制和凉拌，烹饪时可加些柠檬汁或胡椒粉来调味，最后出锅时放盐，这样可减少盐的摄入量。

2 魔芋经过加工，会流失一些矿物质、维生素，搭配富含矿物质和维生素的蔬菜一起食用，能提高营养价值。

3 魔芋热量低，糖尿病患者可以适当地食用魔芋，但由于其淀粉含量较高，因此应注意减少主食量，预防血糖升高。

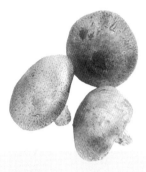

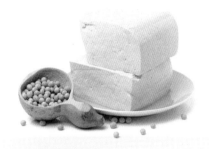

香菇
促进肝糖原合成

热量：26 千卡 /100 克
控糖最佳吃法：炒食
控糖营养素：香菇多糖

◉ 健康烹饪指导

1 泡发干香菇的水可以沉淀去泥沙后加入菜中一起烹调，会令菜肴的味道更好，还能保留较多的营养素，对血糖的控制有益。

2 香菇中的很多维生素和香菇嘌呤都属于水溶性的，因此不适合长时间浸泡和长时间烹煮，以免营养流失。

3 将香菇用沸水焯烫一下，可以减少翻炒时的用油量，降低油脂的摄入量，适合糖尿病患者食用。

黄豆及其制品
平稳血糖，改善糖耐量

热量：390 千卡 /100 克
血糖生成指数：18
控糖最佳吃法：炖煮
控糖营养素：膳食纤维、蛋白质

◉ 健康烹饪指导

1 黄豆用沸水煮熟后做成凉拌菜，或在炒菜、煲汤、煮粥时适当放一些黄豆，都是不错的吃法。

2 将黄豆做成豆浆后，豆渣不要丢掉，可将豆渣加面粉或玉米粉做成窝头，更有利于吸收其中的营养成分。

3 在平时做卤肉、猪蹄、鸡爪等肉食时，放入黄豆一起卤，不仅可使肉食更易熟，同时也可使黄豆口感更好，营养及控糖效果更好。

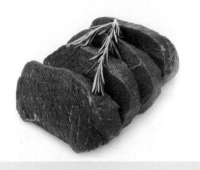
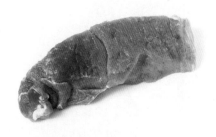

牛瘦肉
提高胰岛素原转化为胰岛素的能力

热量: 107 千卡 /100 克

控糖最佳吃法: 炖煮

控糖营养素: 锌、硒、蛋白质

● 健康烹饪指导

1 牛肉宜横切,将长纤维切段,既入味又易消化。

2 牛肉不易煮烂,烹饪时放一个山楂或几块橘皮,能使其更易软烂。

3 吃牛肉,搭配上也有讲究。比如最简单的萝卜炖牛腩、番茄炖牛腩、山药炖牛腩等,可以帮助补充维生素和膳食纤维。

4 炖牛肉时加上些番茄,能让牛肉更快熟烂,还可以使牛肉中的营养素更好地被人体吸收,控糖效果更佳。

猪瘦肉
补充优质蛋白质,消除疲劳

热量: 143 千卡 /100 克

控糖最佳吃法: 炒食

控糖营养素: B 族维生素

● 健康烹饪指导

1 可将猪瘦肉切成片蒸熟,然后放入全麦馒头或面包中夹食。

2 可将猪瘦肉切成丝与蔬菜一起快炒食用。

3 煮粗粮粥时可加些猪瘦肉丝、青菜,这样粥的营养比较全面,也能延缓餐后血糖的上升。

4 吃猪肉时最好与豆类食物搭配。因为豆制品中含有大量卵磷脂,能帮助控糖降脂。

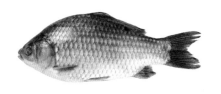

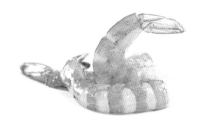

鲫鱼
调脂调血糖

热量：108 千卡/100 克
控糖最佳吃法：清蒸、煲汤
控糖营养素：钙、蛋白质

◉ 健康烹饪指导

1 鲫鱼一定要清理干净，特别是腹内的那层黑色膜，一定要全部去掉，否则腥味很重。将鱼去鳞、剖腹洗净后，放入盆中倒一些料酒浸泡，就能去除鱼的腥味，并能使鱼滋味鲜美；或将鲜鱼剖开洗净，在牛奶中泡一会儿，既可除腥，又能增加鲜味。

2 鲫鱼肉嫩味鲜，最好是清蒸或加豆腐煮汤。若经油炸，食疗功效就会打折扣，不利于糖尿病患者控制血糖水平。

虾
补充蛋白质和锌

热量：85 千卡/100 克
控糖最佳吃法：蒸煮
控糖营养素：硒、多不饱和脂肪酸

◉ 健康烹饪指导

1 将牙签从虾背第二节的壳间穿过，往上一挑，就能挑出黑色的虾线。

2 最好用盐水煮，虾易熟，所以一般煮几分钟后立即捞出来，如果煮老了，口感不会好，然后过冷水，沥干后蘸姜醋汁食用。

3 和水煮虾一样，蒸虾不仅可以减少油量的摄入，还能保持鲜嫩清口的特点。如蒜蓉蒸虾、荷叶蒸虾等，很适合糖尿病合并高血压患者食用。

饮食逆转糖尿病计划

逆转计划 *1* 降低热量，维持理想体重

《中国 2 型糖尿病防治指南（2020 年版）》指出，我国糖尿病以 2 型糖尿病为主，肥胖和超重人群糖尿病患病率显著增加，肥胖人群糖尿病患病率升高了 2 倍。

对于糖尿病患者和糖尿病高危人群来说，首先要做的就是控制热量摄入，适度运动，将体重控制在比较理想的状态。

为了使体重保持在标准范围内，摄入总热量应视病情和患者体重与标准体重之间的差距而定。病情越重，体态越胖，越应严格控制摄入的总热量；而消瘦型患者则要提高全天总热量。但要注意，低热量饮食不是"饥饿疗法"，在控制全天总热量的情况下，三大营养素——碳水化合物（糖类）、蛋白质、脂肪所提供的热量应分别占总热量的 50%～65%、15%～20%、20%～30%，儿童、孕妇、乳母、消瘦者蛋白质的摄入比例可适当增加，消瘦者脂肪的摄入比例可适当提高。

每日 800 千卡的饮食能迅速减重，但很少人能坚持半年以上。每日 1200 千卡热量也能有效减重，能坚持时间较长。间断控制饮食（又称轻断食），即每周 4 天低热量饮食，3 天正常饮食也是经常有人选择的减重方案。

逆转计划 2 均衡膳食，营养不过剩不欠缺

经历了前面的低热量饮食，很多糖尿病患者会发现自己的身体轻松了许多。这个阶段把侧重点放到平衡膳食中来，合理、均衡分配各种营养素。

有的糖尿病患者因为惧怕血糖升高，过于严格地控制饮食，导致营养不良甚至厌食，有的患者仅控制主食而对于肉食、零食完全不加以控制，这些都与膳食平衡的原则相违背，其做法都是不可取的，会让血糖居高不下或者大起大落。因为各种食物所含的营养素不完全相同，任何一种天然食物均不能提供人体所需的全部营养成分。

平衡膳食是一种科学的、合理的膳食，这种膳食所提供的热量和各种营养素不仅全面，而且膳食的供给和人体的需要保持平衡，既不过剩也不欠缺，并能照顾到不同年龄、性别、生理状态及各种人体特殊情况，这也是糖尿病治疗的饮食基础。

平衡膳食必须由多种食物组成。《中国糖尿病膳食指南（2017）》中关于平衡膳食有很好的应用：蔬菜多吃，水果适量；主食做到粗细搭配；鱼、禽肉常吃，蛋类和畜肉适量，限制加工肉类；奶类、豆类天天有。

逆转计划 3 膳食纤维多一些，防止餐后血糖升高

健康的饮食已经坚持了 2 个月，成功了一半，需要继续加油。这周，糖尿病患者应关注膳食纤维，它可降低葡萄糖的吸收速度，预防餐后血糖急剧上升，维持血糖平稳，有利于糖尿病患者病情的改善。但在充分认识膳食纤维益处的同时，糖尿病患者还应清醒地意识到，膳食纤维的摄入也不是越多越好，过多的膳食纤维会影响钙、铁、锌和一些维生素的吸收。

建议糖尿病患者达到膳食纤维每日推荐摄入量，即25～35克。膳食纤维主要来源于植物性食物，如粗粮、豆类、蔬菜、水果等。

逆转计划 4 限制脂肪摄入量，预防并发症

糖尿病患者除了要按照之前坚持的饮食原则来控制血糖水平，还应注意限制脂肪的摄入量，预防糖尿病并发症。

以前，人们一般都认为糖尿病的病情控制主要与糖类有关，应限制糖类的摄入。然而，最新研究证明，脂肪对血糖的直接影响虽然小于糖类，但其间接影响不容小视，饮食中少脂肪，可使糖尿病并发症发作概率下降50%左右。

糖尿病患者的脂肪摄入量可根据自己的病情而定，一般应占全天摄入总热量的 20%～30%，即一日需要量＝标准体重（千克）×0.6～1.0（克）。糖尿病患者的饮食中饱和脂肪酸（动物油）和不饱和脂肪酸（植物油）的含量以 1：2 为宜。肥胖、血脂异常、动脉粥样硬化者，脂肪的摄入量宜控制在全天摄入总热量的 25% 以下，每天胆固醇摄入量应低于 200 毫克。

逆转计划5 发展社会支持系统

研究发现，强大的社会支持，特别是家人和朋友的支持，对逆转糖尿病目标的实现非常重要。

加强家庭支持系统的关键，在于明确家人和朋友需要做的事情，使得他们可以帮助你达到逆转糖尿病的目标和减重目标（如带新鲜蔬果回家，运动后给予积极反馈，支持选择低热量餐馆），并明确他们可能妨碍你减重计划的行动（带高热量食物回家，拒绝参加每天的运动等）。现在，你知道了这些，就可以鼓励家人和朋友对你做有帮助的事情，避免无益的言行。

如果你能找到一个一起吃健康减糖餐、一起健身运动的小伙伴，哪怕不是在身边，只要能够经常交流，彼此鼓励，相信对减脂的过程也是非常有帮助的。现在的微信群也给这样的交流提供了许多便利，只要有心，相信你会找到合适的小伙伴。

糖尿病患者不吃主食是不是更有利于控制血糖？

糖尿病患者不吃主食不利于病情的控制。如果不吃主食或主食进食过少，缺乏葡萄糖来源，人体需要热量时，就会动员脂肪和蛋白质，使之转化为葡萄糖，以弥补血糖的不足。其中，脂肪在转化为葡萄糖的过程中会分解生成脂肪酸，当生成的脂肪酸过多时，就会使糖尿病患者出现酮尿，不利于身体健康。

糖尿病患者能吃水果、红薯、土豆吗？

糖尿病患者在血糖控制趋于稳定后，可适量进食含糖量相对较低及低 GI 水果。建议糖尿病患者每日食用水果的量不宜超过 200 克，同时应减少半两（25 克）主食，这就是食物等量交换的方法，以使每日摄入的总热量保持不变。糖尿病患者可以食用红薯、土豆等根茎类食物，但需要和主食进行等量交换，比如某餐吃了 50 克红薯，那就相应地减去 50 克左右的主食。

适合糖尿病患者的甜味剂有哪些？

木糖醇和果糖。食用后血糖升高的速度和水平均低于食入葡萄糖或蔗糖，吸收率也低于葡萄糖，适用于血糖控制较好的糖尿病患者，但用量不宜多，食用时要计算热能。氨基糖甜度很高，但对血糖和热量的影响不大。

饭吃得多时能通过加大用药剂量进行抵消吗？

有的糖尿病患者一顿两顿忍不住多吃了一些，试图通过加大药物剂量来抵消，而这是非常不利于控制病情的，并且胰岛素等药物的剂量调整是非常复杂和专业的，不是个人可以凭借自我感觉就能调整，因此除非医生给予建议，否则不要自行调整。

第四章

高效运动
为血糖健康赋能

运动增加肌肉的
葡萄糖吸收能力，促进糖代谢

逆转认知 1 运动后的胰岛素敏感性增强现象会持续 48 小时

有研究结果显示，人在运动以后，肌肉中的胰岛素敏感性就会开始升高，不仅是在运动的时候提高，在随后的 48 小时胰岛素敏感性都会升高。因此，可以隔一天运动一次，如果能每天都运动，胰岛素敏感性会提高更多，更有益控制血糖。

◉ 运动对控血糖的益处

1　减轻体重，减少肥胖，预防糖尿病

2　消耗血糖，让餐后持续升高的血糖得到控制

3　增强肌肉力量，增强肌细胞对糖的摄取和利用能力，提高胰岛素敏感性，利于降低血糖

4　增强心脑血管功能，降低罹患心脑血管病的概率

5　可明显改善人体内分泌水平状态，如力量练习可提高人体免疫细胞功能

6　减少血糖过高对人的神经系统造成的伤害

逆转认知 *2* 你真的了解你的身体吗？运动前先来评估下

要想了解你的身体，就要知道一个指标——BMI（体质指数，Body Mass Index），这个指标在很多地方都可以看到，能简单地衡量人的肥胖程度。

$$BMI = 体重（千克）/ [身高的平方（米）^2]$$

举个例子，假设某人身高为 1.78 米，体重为 70 千克，那么他的 BMI 为 22.1，为正常，BMI 的判断标准如下。

范围	分类
< 18.5	偏瘦
18.5~23.9	正常
24.0~27.9	超重
≥ 28	肥胖

注：数据来源于《中国超重/肥胖医学营养治疗指南（2021）》。

其实，看 BMI 只能大致了解下自己体重是否正常，想要多方位判断自己的健康状态，还需要了解体脂率、腰臀比、基础代谢率等。

◉ 体脂率

体脂率就是人体的脂肪量与体重的比值，体脂率过高很容易引发糖尿病、高血压、血脂异常等。

体脂率最常见的方法是体脂仪测量，但是如果没有体脂仪怎么计算体脂率呢？针对男性和女性，有 2 个公式可以参考。

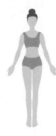

成年女性
体脂率
计算公式

参数 a= 腰围（厘米）×0.74
参数 b= 体重（千克）×0.082+34.89
体脂肪总重量（千克）=a-b
体脂率（%）=（体脂肪总重量/体重）×100%

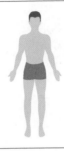

成年男性
体脂率
计算公式

参数 a= 腰围（厘米）×0.74
参数 b= 体重（千克）×0.082+44.74
体脂肪总重量（千克）=a-b
体脂率（%）=（体脂肪总重量/体重）×100%

计算出体脂率之后，根据下表判断自己的肥胖程度。

分类	女性	男性
运动员	14%~20%	6%~13%
一般健康	21%~24%	14%~17%
轻度肥胖	25%~31%	18%~25%
严重肥胖	≥ 32%	≥ 25%

◉ 腰臀比

另外一个可以判断肥胖的指标就是腰臀比，腰臀比可以预测人类患冠心病的风险。腰臀比的比值越小越好，如果比值很大，说明腹部储存脂肪过多，需要尽早采取相应措施。

腰臀比的正确测量方法：

腰围：找一个软尺，测量髋关节以上、肋骨下缘之间最细的位置。

臀围：用软尺测量臀部最凸出的位置。

可以根据亚洲男性、女性的腰围、臀围及腰臀比的均值：

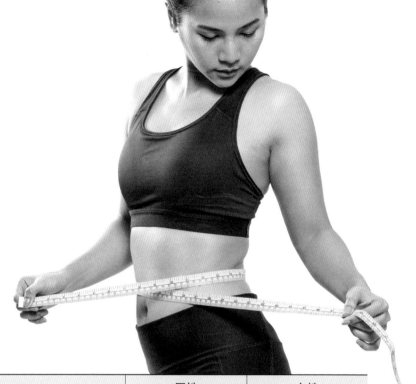

	男性	女性
腰围	73.35 厘米	65.79 厘米
身高腰围指数 =（腰围 / 身高）×100%	42.79%	41.34%
臀围	88.82 厘米	91.66 厘米
身高臀围指数 =（臀围 / 身高）×100%	52.07%	57.78%
腰臀比	0.81	0.73

由此可以明显看出，男性腰臀围比女性大得多。有了 BMI、体脂率，再结合腰臀比就可以很好地判断自己的体型，越接近标准值的人，身体的匀称性也就越佳。

● 基础代谢

基础代谢是指人在清醒安静的状态下，不受肌肉活动、环境温度、食物及精神紧张等影响时的能量代谢。可根据基础代谢看下一天需要的基本热量，根据减重需求制订相应的餐食计划。

基础代谢（男）=66.47+13.75× 体重（千克）+5.00× 身高（厘米）-6.76× 年龄（岁）
基础代谢（女）=655.10+9.56× 体重（千克）+1.85× 身高（厘米）-4.68× 年龄（岁）

注：上述公式是用 Harris-Benedict 多元回归方程式来计算的，参考人民卫生出版社《营养与食品卫生学》一书。

逆转认知 **3** 拼命运动却效果甚微？糖尿病运动谣言，你信了几条

大家已经知道运动是预防或改善糖尿病的重要手段之一，但是如果运动不合理，"踩到"了误区，运动还不如不运动。

谣言
认为空腹运动效果好

辟谣小队：

人在空腹时糖原含量比较低，因此很多人认为空腹运动就不会消耗糖原，转而消耗脂肪，这样运动能起到事半功倍的效果。

实际上，空腹运动不仅起不到那么大的作用，反而会导致低血糖、心慌、乏力、多汗，以及强烈的饥饿感等感觉，如果长期低血糖有可能对大脑造成不可逆的损伤，如记忆力减退、运动能力下降、反应迟钝等。

谣言
工作日可以不运动，周末高强度运动

辟谣小队：

很多的糖友平常要上班，工作日下班到家会很劳累，不想再额外运动，于是积累到周末，把一周的劳动量都用周末两天补齐。其实这么做是不科学，这样短时间高强度的运动很难保证运动效果，对血糖控制也不利。因此要规律运动，每周累积运动 2.5 小时即可。

谣言
认为运动强度越大，控糖作用越好

辟谣小队：

过度运动容易引起低血糖反应，这种反应可以发生在运动后的 2~12 小时，甚至 24 小时内。运动强度越大，运动时间越长，低血糖反应的时间跨度就越长，如果经常发生低血糖反应，血糖值就会波动，不利于控糖。

谣言
认为深蹲伤膝盖

辟谣小队：

深蹲真的伤膝盖吗，非也！练深蹲导致膝盖受伤的，是因为深蹲的动作不规范，一个标准的深蹲是符合力学原理和人体构造的，能加快新陈代谢。标准的深蹲不仅能训练下肢力量，增加膝关节附近的肌肉围度，就连膝盖附近的肌肉也会变得更有力量。而错误的深蹲长时间练习下去只会导致肌肉不对称，甚至导致膝盖受损。

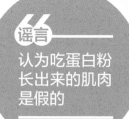

谣言
认为吃蛋白粉长出来的肌肉是假的

辟谣小队：

大家都知道肌肉生长的必要条件之一是摄入足量的蛋白质，肌肉含量增加的同时，每天因代谢消耗的能量也会增加，热量摄入一致的情况下就不是那么容易发胖。健身人士吃的蛋白粉是乳清蛋白粉，目的是促进肌肉的生长，但是保健品里的蛋白大多是豆类蛋白，主要是增加雌激素含量，两者作用不同。

从零开始科学进阶，
建立从功能到体能的训练路线

逆转认知 4 记住这个奇数组合：13579

有规律地运动不仅可以帮助糖尿病患者控制好血糖，改善胰岛素敏感性，还能帮助减轻体重、控制血压、血脂，降低大血管和微血管病变发生的可能。运动虽然说好处很多，但并不是每个糖尿病患者都可以随意运动。

◉ 哪些人适合运动疗法

糖尿病前期人群，病情比较稳定的糖尿病患者。

◉ 哪些人不宜运动

合并各种急性感染、伴有心肺功能不全、严重糖尿病、最近发生过脑卒中、有较为明显的酮症或酮症酸中毒以及血糖、血压控制不到位的患者都不建议运动。

日常生活中判断运动量不足的方法

- 一天之内合计步行时间不到 1 小时
- 步行 20 分钟可以到达的地方也选择开车或搭乘公共交通工具
- 即使只到 6 楼也不走楼梯而选择电梯
- 购物主要集中在周末一次买完
- 放假多半待在家里不出门
- 你的现状如果有符合任意一项的话，就说明你有运动量不足的可能性

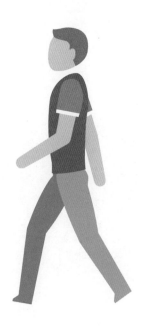

◉ 运动时谨记一个口诀：1、3、5、7、9

1 最佳的运动时间是餐后 1 小时，注意不能空腹锻炼

3 运动要坚持 30 分钟以上

5 每周至少运动 5 次，长期保持下去可以有效降低血糖

7 运动时每分钟的心率不要超过（170- 年龄）次

9 运动是一个长久的过程，要想长效控糖，必须要常年坚持下去

◉ 高血糖人群，运动前及运动后要注意以下几点

○ **1** 有严重并发症的患者不建议运动

○ **2** 运动前血糖水平如果低于 6.1 毫摩 / 升，先补充 20~30 克碳水化合物再开始运动。运动后注意拉伸，待身体恢复正常以后，检测血糖

○ **3** 注意保护足部，鞋子和袜子以柔软舒适为宜，足部出现问题时应选择上肢锻炼，避免锻炼下肢

○ **4** 最好选择操场等专门锻炼的场所，避免选择水泥地等对足部、腿部冲击较大的地面

○ **5** 建议和朋友或家人一起运动，如果单独运动，运动前准备好应急救助卡，防止意外发生时他人无法快速提供帮助

逆转认知 5 最佳的运动方案是联合锻炼—— 有氧 + 无氧

有氧运动和无氧运动很多糖友在训练的时候分不清楚，其实可以这样区分。

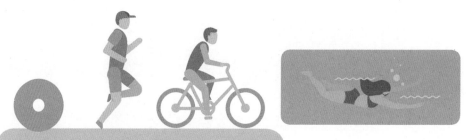

有氧运动

在氧气供应充足的情况下进行锻炼

具有持续时间长、强度低、有节奏的特点

如慢跑、游泳、骑自行车等

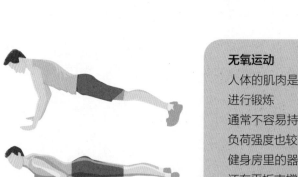

无氧运动

人体的肌肉是在没有氧气供应的状态下
进行锻炼

通常不容易持续下去、瞬间性比较强、
负荷强度也较高

健身房里的器械都属于无氧运动，另外
还有平板支撑、深蹲、俯卧撑等

无氧运动之后通常会引起肌肉酸痛

有氧运动和无氧运动都适合糖友，最佳运动方案是联合锻炼(有氧＋无氧)，能有效改善长期的血糖控制情况。

故推荐糖友们以中等强度的有氧运动为主，每周五次的运动方案中，穿插1~2天无氧运动，或在每一次的运动过程中增加快速高强度的无氧运动。

逆转认知 **6** 有氧运动做起来，最好的时机就是现在

对于糖友来说，最怕的就是空有想法，而不付诸行动。建议选择一个熟悉的有氧运动，比如慢跑、打羽毛球、骑自行车、跳广场舞、游泳，或者健身房里的自行车、椭圆机、划船机等。对于刚开始健身的小白来说，可以挑一项自己认为最能坚持的，这样会激发行动力，抑制惰性，更利于长期坚持。

比如，有的人觉得慢跑适合自己，那就可以在一周抽出 3 ~ 5 天进行 30 ~ 45 分钟的慢跑，有的人喜欢游泳，就可以每周抽出几天去游泳，或者也可以一周一次游泳，然后其他几天做跑步或者跳绳、爬楼梯等训练。

这个阶段不仅仅是动起来，还要培养自己的运动意识，抑制惰性，注意规律（规律的运动有助于减重），同时能增强心肺功能，强健骨骼，为后续运动打下良好基础。

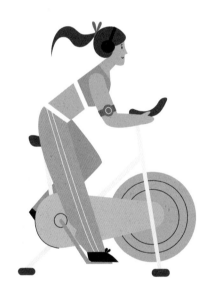

不建议选择的运动

需要注意的是，像马拉松这种强度较大，对髋关节、膝盖及其他部位容易造成损伤，不建议选择。另外强度特别低的运动，如太极、瑜伽等要尽量避免，这些运动比较适合修身养性，可以作为额外的运动，但不能作为逆转糖尿病计划里的主要项目

◉慢跑：消耗热量、控制血糖

慢跑可以消耗热量、控制体重，对保护心血管系统、改善心肺功能大有益处。

慢跑属于中等强度的运动，比较适合年轻或者身体条件好，有一定锻炼基础，没有心血管疾病的糖尿病患者。

运动技巧

注意慢跑时全身的肌肉要处于放松的状态，步伐要轻快，双臂自然摆动，呼吸要缓慢而有节奏。推荐采用腹式呼吸。

动作要点

1 慢跑时采用口、鼻交替呼吸的方法，两步或三步一呼一吸即可。

2 步幅的大小以身高的60%~70%为宜，这样慢跑的时候很容易形成节奏感，不会觉得特别疲惫。

3 慢跑时先着地的应是足中部和脚后跟。

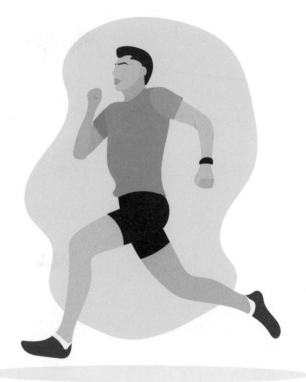

● 打羽毛球：改善胰岛素敏感程度

打羽毛球是老少皆宜的一项运动，入门也很简单，打羽毛球还能改善胰岛素的敏感程度，使身体对葡萄糖利用的效率提高，降低胰岛分泌胰岛素的负担。推荐每天运动 30~45 分钟。

运动技巧

接球时一定要在身体的上方接球，握球拍时手臂要放松，灵活运用手腕的力量，接球时身体移动迅速，击球要快。

动作要点

1 手臂要张开。

2 击球时背部要挺直。

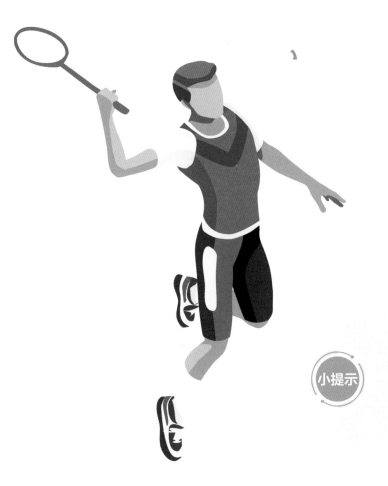

小提示

羽毛球因为运动较为剧烈，因此运动前一定要换上宽松舒适的衣服和鞋子，场地可以选择在体育馆，也可以在宽敞的室外

◉ 骑自行车：改善血糖水平

骑自行车是很多年轻人都喜欢的一项运动，既环保又能起到锻炼身体的作用，还能改善糖尿病患者的糖代谢水平，也是预防糖尿病并发症的有效方法之一。

运动技巧

骑车时注意强度不可太低，要努力达到中等以上强度，骑车的时间不少于 30 分钟，如果想要用这项运动起到改善血糖水平的作用，一周应不少于 5 天。

动作要点

1 双手放在车把上，身体略微前倾，收腹。

2 臀部受力要均匀，这样能减轻臀部和腰部的疲劳，还能减轻双臂的负担。

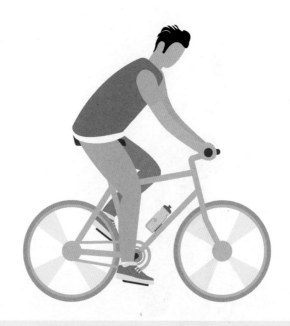

小提示

骑行前将车座高度和角度调整好，避免摩擦臀部

骑行时间比较长时注意变换骑车的姿势，使重心稍微有所改动，防止身体某一点长时间用力

刚开始骑车时速度不要太快，骑行时间也不要太长，待身体适应以后再慢慢加速，增加时长

◉ 游泳，改善胰岛素抵抗

游泳是一项全身运动，几乎所有的肌肉群和内脏器官都要积极参与，能增强各器官和系统的功能，使身体得到全面锻炼，能改善胰岛素抵抗，增强胰岛素作用，从而有助于调节血糖。

运动技巧

游泳前可以用温水擦擦身再入水。这是因为温水能带走你身上的部分热量，使你的体温与游泳池内的水温接近，下水就不会感觉到很冷。

入水前要做好准备活动，可以做广播体操或各种拉伸肌肉和韧带的动作，做好准备活动后再下水，能防止头晕、恶心、抽筋或拉伤等。

动作要点

1 头浮出水面时用嘴换气。

2 手臂摆动幅度一定要大。

3 腿部要弯曲。

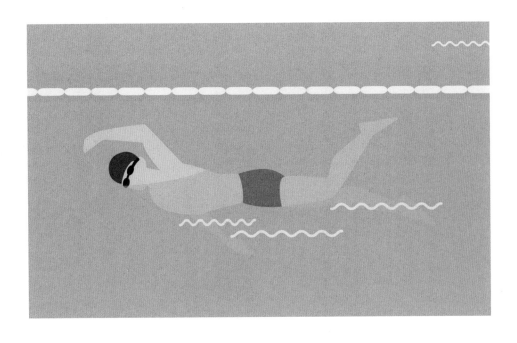

逆转认知 7 认真对待抗阻训练，并将其融入日常生活

抗阻训练，又称为力量训练，是完全依靠自身力量克服外界阻力的一项运动，阻力可来自自身、他人、重力、弹力带、手持重物、哑铃、杠铃等，可以增加特定肌肉群的力量。

有研究表明，抗阻训练能降低糖尿病前期或2型糖尿病患者的血糖水平，可能是因为抗阻训练增加了肌纤维的量，从而增加了肌肉整体的质量。有一点需要注意，与胰岛素相关的葡萄糖有90%都是被肌肉摄取了，肌肉的量变多以后，自然而然地能摄取更多葡萄糖，从而起到降血糖的作用。

一项有效的力量训练一般包括8~10组动作，每一组针对的是不同的肌肉群，逐渐使肌肉达到疲惫的状态一般需要花费2分钟的时间。这种训练属于无氧运动，相比有氧运动而言，无氧运动可以更好地锻炼肌纤维的力量及耐力，可借助拉力带、哑铃、力量器械等这些设备实现。患者可根据自己的需求选择相应的设备。

◉ 不同种类力量训练的优缺点

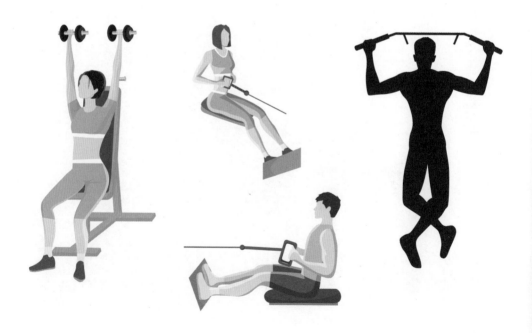

哑铃 哑铃是一个非常容易获得的器材，锻炼场所也很自由。新手可以购买不同重量的哑铃或者购买哑铃片，以增加肌肉含量和肌肉质量

拉力带 拉力带有很好的回弹性，很多患者也会用它做康复训练，瑜伽和普拉提训练中用得也比较多，能起到塑形的作用。比较适合女性和力量较小的青少年，能有效舒展和锻炼全身肌肉，改善身体的活动能力

力量训练器 力量训练器可以很好地锻炼肌肉，保护肌肉群，可以让人更加强壮，提高人的基础代谢率，有改善血糖、血脂代谢，减少肥胖及心脑血管疾病的作用

运动量适宜	运动量过大	运动量不足
运动完毕后，轻度呼吸急促，面色有一点红色，微微出汗，身体感觉轻松愉悦，食欲和睡眠都良好，有轻度的疲乏、肌肉酸痛的感觉，休息后这种感觉消失，第二天精力又变得充沛，想再次运动	运动以后大汗淋漓，有头晕眼花、胸闷气短的感觉，而且特别疲劳，停止运动5分钟后脉率仍然没有恢复，第二天全身乏力，不想再次运动	运动过程中面色无明显变化，心脏跳动无明显加快，运动结束后无汗、没有发热的感觉，脉搏没有变化或者两分钟就恢复正常的

◉ 平板支撑

平板支撑是一项针对核心肌群稳定性的运动，也是针对肩胛部位稳定性的训练方法。平板支撑看起来简单，但是对手臂、手腕、肩部、腰部的骨骼和肌肉都有一定程度上的要求。大家在做平板支撑的时候一定要姿势正确，避免在运动过程中受伤。姿势不正确也会影响运动效果。

俯卧于地面上，双肘弯曲支撑躯干，双手置于肩关节前，脚跟离地，脚趾支撑，将身体往上推，仅用肘部和脚趾支撑在地面上。确认肩背是平直的姿势，从头到脚保持一个平面，若这个姿势可以稳定维持，可以逐步增加支撑的时间。

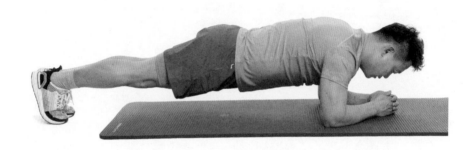

◉ 哑铃推举

这个动作能锻炼肩膀、上背部及肱三头肌。在长椅子或硬椅子上坐正，双手各拿一个哑铃置于肩膀位置，将哑铃举过头，尽量推到最高处，使两个哑铃相互接触，再吐气恢复到初始位置。10 ~ 15 次为宜。

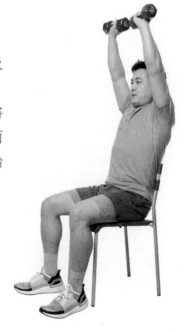

逆转认知8 学会拉伸，告别僵硬，找回零疼痛的身体

拉伸运动普遍不被重视，很多人认为拉伸的消耗不大，对糖尿病的控制没多大帮助。其实，有效地拉伸对提高肌肉量起的作用是非常明显的，同时可以增加身体消耗。拉伸还可以对血管、神经等组织产生作用，有助于保持血管的弹性等。建议糖尿病患者最好每天运动前后做做拉伸，可以提高身体素质和健康水平。

◉ 拉伸四原则

避免疼痛
很多人拉伸的时候会出现疼痛现象，认为这样才是精准的拉伸，说明有效果，其实是错误的，当拉伸时身体出现疼痛点，身体就会认为自己处于危险之中，并启动防御机制。肌肉出现酸痛时，会通过收缩来进行自我保护。这和我们拉伸的目的就背道而驰了

缓慢拉伸
如果拉伸速度过快，身体会认为肌肉将被撕裂或受伤，于是身体会通过收缩肌肉来尽力保护它，从而无法完成动作

拉伸正确的肌肉
虽然这一点看起来显而易见，但这也是很多人掌握不好的，正确的方法、正确的方向正确的强度才可以真正起到保护身体，而不受伤

避免影响其他的关节和肌肉
拉伸时，粗心大意或者动作不规范，会对其他关节和肌肉产生负面影响，这也是很多人对拉伸这一观点有反对意见的原因

◉ 猫式拉伸

1 身体跪于垫上，双腿分开与肩同宽，双臂向下伸展，双手撑地，膝关节、髋关节和肩关节均呈90度角。

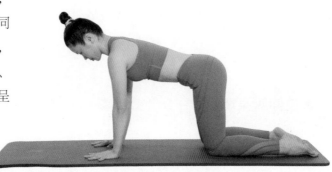

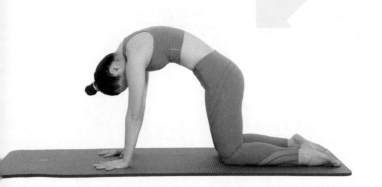

2 保持手臂和腿部姿势不变，背部向上拱起至最大限度，下颌收起，头部下压，同时进行吸气。

3 向下塌腰至最大限度，头部上抬，同时进行呼气。重复步骤。

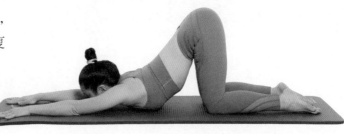

◉ 背部拉伸

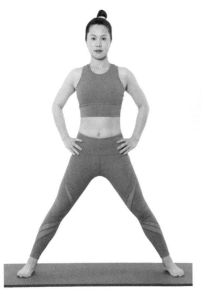

1 双手扶腰，双脚
分开略宽于肩。

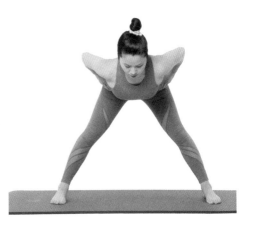

2 收紧腹部，俯身向下折叠身体，
慢慢向下。

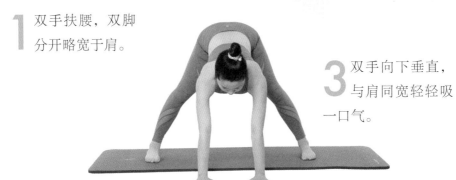

3 双手向下垂直，
与肩同宽轻轻吸
一口气。

4 呼气，双手
向前伸长，
头肩向下。

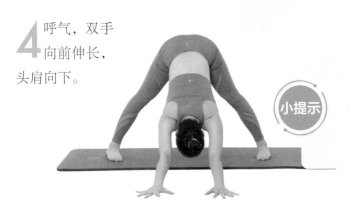

小提示

此动作目的在于拉伸
背部肌肉，尽量做
到最大限度，可根据
个人情况控制拉伸程
度，避免运动损伤。

逆转认知 9 上下班时间悄悄在车里锻炼

高血糖人群开车上下班时虽然方便快捷，但是总是会遇到堵车，惹人烦心，有什么可以短暂锻炼的方法，缓解焦虑吗？

◉ 展腰背

臀部的位置大概在座椅的前 1/3 处，双手放在座椅椅背的底部，挺胸，腰部尽量后仰，同时头部也向上仰 45 度即可。这个动作能增加腰背部的力量，缓解肌肉疲劳。

◉ 转腰身

臀部坐在座椅的前 1/3 处，坐直以后两肩下沉，右手放在方向盘上，左手向后环抱住座椅靠背，利用来自腰部的力量带动身体左转，然后换右侧重复。

可以缓解久驾带来的腰痛、腰椎不适。

◉ 展肩背

1 将右手放松伸至胸前，左手握住右肘后缓慢地向左拉，持续 5~10 秒换右胳膊

2 将双臂放在脑后，双手相互环抱住另外一条胳膊的肘关节，低头，做 5 次深呼吸后恢复

展肩背的动作可以缓解上肢及肩部因长期驾驶导致的疲劳，同时也能缓解颈部不适。

逆转认知 *10* 太热？太冷？糟糕天气如何运动

总听见有人说，"冬天太冷了""夏天太热了""今天有雨""现在外面下雪呢"，都不适合运动，其实很简单，你可以买个跑步机或者找一家健身房，或者找家体育馆，也有人会说，"我去运动了，孩子怎么办啊"。接下来就提供一些方法教你在没有条件运动的时候怎么让自己动起来。

◉ 放点有氛围的音乐

如果你想跑步、跳舞就放点有节奏的音乐，想尽一切办法调动身体的细胞；如果想做瑜伽可以放点舒缓的音乐。

◉ 多安排一些没有尝试过的活动

比如当地的图书馆、博物馆、天文馆、室内溜冰、游泳、打桌球、网球等，这些都是可以尝试的，只要不要特别恶劣的天气，都是可以出门活动的。天气晴朗的时候可以选择爬山、逛公园，总之做一切你能想到的运动，把降血糖的可能性发挥到极致。

◉ 怎样在照看孩子的同时还能不耽误运动

可以把孩子放在你的视线之内，这样既能引起孩子的好奇心，还能起到很好的互动作用。注意给孩子穿衣服的时候要比你多穿一层，因为你在运动，而孩子是安静地待着，可以多穿几层薄的衣服，避免为了省事，一件到位。稍微大点的孩子可以一起做亲子瑜伽，让孩子和你一起运动。还可以一起跳绳、摸高等。

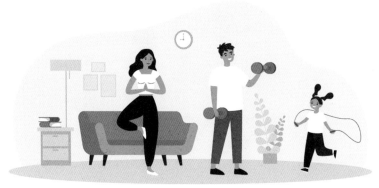

运动逆转糖尿病计划

逆转计划 1 没时间运动？化整为零，利用好片段化运动时间

● 运动碎片化，从 5 分钟开始

很多人不愿意运动的主要原因是没有时间，其实运动没有那么难，可以思考一下有哪些是可以改变的状态。

微调出行方式
如果你自驾，早上提前 5 分钟出发，可以选择把车停在离公司 5~10 分钟步行路程的位置，晚上到家的时候也可以停在小区的外面。如果你是乘坐公共交通出门，下班回家可以提前 1、2 站下车，这样每天能多出 10~20 分钟的运动时间。如果你距离公司很近，每天自行车或电瓶车就能到，可以换成跑步或步行的方式上班

变静为动
比如在给家里打电话的时候站起来走一走，等公交、地铁的时候可以踮步几分钟，工作日上班隔一个小时就站起来接杯水，和同事交流一会儿也未尝不可。总之要有意识地减少坐着的时间

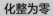

化整为零

运动时不需要完整的半个小时，可以把零碎的时间
利用起来，可以每次五分钟，做六次，或者每次十
分钟，做三次，甚至每次十五分钟，做两次都可以。
这样分散运动的效果和集中运动的效果是一样的。
特别是午饭过后如果时间充裕，可以多走动走动，
甚至还可以打一会儿羽毛球都有利于控制血糖

好好利用家里的条件

家里沙发、床、椅子都可以利用，甚至刷牙、烧水、看电视的时候
都可以随便走动走动，能站着尽量不坐着，能动就不要安静，甚至
还可以摆摆臂、抬抬腿。睡前做会儿瑜伽，或者晚上饭后和孩子一
起玩些小游戏。甚至可以尝试着从一楼爬到顶楼再从顶楼下来，住
在农村的或者楼房的一楼可以小范围跑步

◉ 弹力带原地跑

动作要领：双臂前后摆动，在原地跑步；
躯干微向前倾，脚落地时，前脚掌先着地。

弹力带可以给我们一个额外向后的阻
力，可以更好地模拟真实的跑步阻力模式。

◉ 跳绳

动作要领：跳跃时脚尖着地，
落地轻而浅；膝盖微微弯曲，下
落时吸收缓冲；上身微微前倾，
用臀部和肱二头肌肌群吸收最后
一道冲击力。

小提示

如果自身体重比较
重，或原本关节不
是很好，则不建议
采用跳绳这种运动

逆转计划 **2** 动起来，从持续性有氧运动开始

⦿ 一个可实施的计划很重要

运动一定要具有长期性，只凭一身热血，斗志昂扬地奋斗几天，随之而来的便是浑身酸痛，后续一提起运动便头痛，觉得太难。

最初阶段的计划，不要过于强求，有的人能跑 50 分钟，有的人跑 5 分钟就气喘吁吁，每个人的身体素质不一样，制订计划的时候也要量力而行。中等强度持续性的有氧运动可以提高耐力以及心肺功能。耐力和心肺功能提高后，做后续难度高一点的运动也会相对省力，更易于长期坚持。

在最初阶段，推荐持续性有氧运动，例如步行、快走、跑步、骑自行车等，这样的运动尤其适合初级健身者或心肺功能较差的健身者，以及过于肥胖的人。

⦿ 给自己制定一套低强度有氧运动

1 在最初阶段，减重计划越简单越好，这样更利于长期的自我管理。

2 此阶段，只要饮食控制好，体重便会出现明显下降趋势，当然在这个阶段由于增加了运动量，也容易出现暴饮暴食的情况。

3 训练计划以有氧运动为主，当然可以增加一些碎片化的辅助运动。因为跑步简单易执行，而且不需要什么运动器材，适合绝大多数运动者，所以这是以跑步为例，大家可以根据自身条件以及个人爱好进行适当调整。

● 21 天有氧训练计划

第 1 天	第一次尝试训练，跑步 30 分钟
第 2 天	休息日（可跳绳 5 分钟，爬楼梯上楼）
第 3 天	跑步 30 ～ 45 分钟
第 4 天	休息日（提前一站地下车，走路回家）
第 5 天	跑步 30 ～ 45 分钟
第 6 天	休息日（家务运动减重操）
第 7 天	休息放松，想做什么就做什么
第 8 天	跑步 35 ～ 45 分钟（可适当增加跑步时间，但不要超过 45 分钟）
第 9 天	休息日（提前 1 站地下车，走路回家）
第 10 天	跑步 35 ～ 40 分钟
第 11 天	休息日（椅子减重操）
第 12 天	跑步 35 ～ 40 分钟
第 13 天	公园散步 30 分钟
第 14 天	跑步 35 ～ 40 分钟
第 15 天	休息日（家务运动减重操）
第 16 天	跑步 35 ～ 45 分钟
第 17 天	休息日（提前一站地下车，走路回家）
第 18 天	跑步 35 ～ 45 分钟
第 19 天	休息日（椅子减重操）
第 20 天	跑步 35 ～ 45 分钟
第 21 天	休息日（想做什么就做什么）

逆转计划 **3** 进阶之路，高强度间歇训练（HIIT）

◉ 有变化，逐步提高

一般来说，经过两个月的计划训练后，身体就会因训练而发生改变，如肌肉的大小、力量和耐力，这会导致原来的训练强度不能再为肌肉提供足够的刺激。也就是说，我们的身体已经适应了这个训练计划，在这种情况下，训练计划的调整是为了保证大的健身方向不变，所以为了健身依旧有效，我们必须要做出一些调整。

改变计划的一个原因是，一段时间的训练导致某些部位已经优先发展，同时也导致其他部位的相对落后。所以为了让相对落后的部位赶上整体发展，就必须调整训练计划。主要方法是增加训练小组的数量，减少小组之间的休息，或者使用一些更先进的训练方法。

◉ 高强度间歇训练（HIIT）：高效率减脂必备

HIIT 的全称是 High Intensity Interval Training，高强度间歇训练，是指在运动中，高强度（通常是 60 秒）和中低强度（通常是 20 秒）交替进行的运动方式。主要特征：一是高强度，二是间歇。一般而言，训练中练习与休息的时间比值大约为 2∶1(比如 30～40 秒的冲刺跑与 10～20 秒的原地踏步交替)，整个过程一般持续 4～30 分钟。

进行 HIIT 训练，会比进行传统有氧运动项目更辛苦一些，但它所需要的时间仅仅是后者的二分之一甚至四分之一。因此 HIIT 可谓是一个快速减脂节约时间的利器。一天中你只需要 20 分钟左右就可以有效地锻炼全身的主要肌群，但没有运动基础的人需要谨慎使用。

◉ HIIT 训练方法

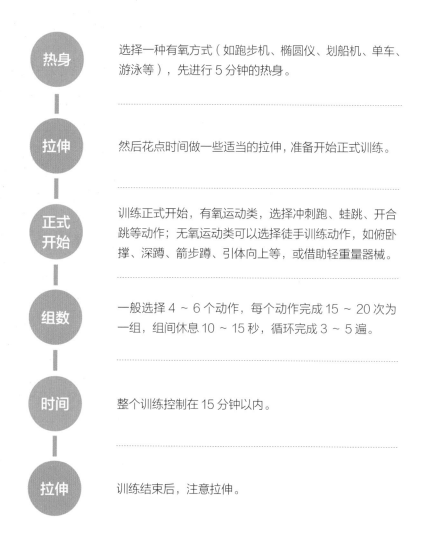

热身 选择一种有氧方式（如跑步机、椭圆仪、划船机、单车、游泳等），先进行 5 分钟的热身。

拉伸 然后花点时间做一些适当的拉伸，准备开始正式训练。

正式开始 训练正式开始，有氧运动类，选择冲刺跑、蛙跳、开合跳等动作；无氧运动类可以选择徒手训练动作，如俯卧撑、深蹲、箭步蹲、引体向上等，或借助轻重量器械。

组数 一般选择 4 ~ 6 个动作，每个动作完成 15 ~ 20 次为一组，组间休息 10 ~ 15 秒，循环完成 3 ~ 5 遍。

时间 整个训练控制在 15 分钟以内。

拉伸 训练结束后，注意拉伸。

◉ 如何制订 HIIT 训练计划

HIIT 一般可分为标准 HIIT、爆发性 HIIT 和 Tabata 穿插训练三种训练模式，都比较常见，制作计划比较简单，应用起来也很方便。下面介绍三种 HIIT 训练模式。

项目	运动效果	运动方式	运动时间	高低强度运动时长比
标准 HIIT	可以快速改善健身者的健康和体形，并提高健身者的运动表现	标准 HIIT 可以安排在力量训练后或单独进行	15 ~ 30 分钟	2：1（新手可以调节为 1：1、1：2 甚至 1：3）
爆发性 HIIT	可以帮助健身者快速燃脂、增强心肺功能、提高肌肉爆发力	训练一天，休息一天，休息日不宜做其他力量训练，以防训练过度	5 ~ 8 分钟	一般时间比为 1：1（各 20 秒）
Tabata 穿插训练	非常适用于训练腹部，有效刺激腹部肌肉，燃烧脂肪	训练一天，休息一天，休息日不宜做其他力量训练，以防训练过度	10 ~ 20 分钟	一般时间比为 2：1

● HIIT 高强度间歇性的燃脂训练计划举例

标准 HIIT 跑步训练计划

训练时长: 16 分钟
高强度与低强度比为 1 : 3
难度: 初级

训练动作	时间 / 秒
冲刺跑	20
慢走	60
冲刺跑	20
慢走	60

爆发性 HIIT 超强燃脂训练计划

训练时长: 8 分钟
高强度与低强度比为 1 : 1
难度: 中级

训练动作	时间 / 秒
开合跳	20
休息	20
波比跳	20
休息	20

Tabata 穿插训练计划（腹部）

训练时长: 12 分钟
高强度与低强度比为 1 : 1
难度: 中级

A 组　时长 4 分钟		B 组　时长 4 分钟		C 组　时长 4 分钟	
训练动作	时间 / 秒	训练动作	时间 / 秒	训练动作	时间 / 秒
卷腹	20	平板支撑	20	俄罗斯转体	20
休息	10	休息	10	休息	10
卷腹	20	平板支撑	20	俄罗斯转体	20
休息	10	休息	10	休息	10

注: A ~ C 组是一套完整的腹部训练动作，做完 A 组后休息 1 分钟，进行 B 组，再休息 1 分钟进行 C 组。全部做完后，若体能允许，可以重复 1 次

逆转计划 4 循环训练，减脂肪、提高代谢

◉ 循环训练常见动作

循环训练的运动方式不同于传统力量训练或有氧训练。进行循环训练时，健身者需要选择多个训练动作，这些训练动作可以是力量训练（例如深蹲、俯卧撑），也可以是有氧训练（例如跳绳、跑步）；接着，按照一定的顺序将这些动作排列在一起，依次进行，每个动作之间不休息或者少休息，所有动作完成算一个循环。根据体能，健身者通常可以进行1～5个循环，每个循环之间休息1～3分钟。

上肢训练动作
俯卧撑、爆发力俯卧撑、击掌俯卧撑、杠铃卧推、杠铃推举、哑铃推举、引体向上、杠铃划船等

有氧训练动作
跳绳、跑步、划船机、动感单车

下肢训练动作
深蹲、箭步蹲、深蹲跳、箭步蹲跳、团身跳、跳箱子等

全身训练动作
波比跳、哑铃摇摆、硬拉、开合跳

腹部训练动作
仰卧起坐、卷腹、悬垂举腿、平板支撑

● 循环训练的计划举例

这个是最简单，也是非常适合健身新手去制订的方案。选择两种动作，就可以制订出一个完美的训练方案。

方案一：每组动作5次，反复循环，直至达到100为止

星期一		星期三		星期五	
引体向上	5次	深蹲	5次	俯卧撑	5次
俯卧撑	5次	箭步蹲	5次	深蹲	5次

方案二：每组动作10次，直至达到每个动作100次为止，跳绳则每组100次

星期一		星期三		星期五	
俯卧撑	10次	深蹲	10次	卷腹	10次
跳绳	100次	开合跳	10次	高抬腿	10次

方案三：可以多几个动作交替循环，有氧和无氧结合，形式比较灵活

星期一		星期三（每个动作重复4轮）		星期五	
跑步	1公里	卷腹	15次	剪刀腿	20次（每侧）
高位下拉	50次	反向卷腹	15次	高抬腿	10次
跳绳	200次	坐姿两头起	15次	卷腹	20次
坐姿绳索划船	50次	平板支撑	60秒	单侧平板支撑	45秒（每侧）

做家务能代替运动吗？

要区分活动和运动。做家务有一定的控糖作用，但其体力消耗可能不够，不能替代运动。饭后百步走能活九十九是有道理的。餐后 30 ~ 60 分钟是血糖较高的时段，在这个时段适当活动，比如散步、原地踏步或做做家务 30 分钟，可以有效改善餐后血糖。对于糖尿病患者，一般提倡每周 5 天中等强度的运动，比如快走、慢跑等，每次持续 30 分钟，餐后 1 小时左右进行。但要注意，运动一定要量力而行，循序渐进。

郊游是一种运动吗？

郊游也是一种不错的运动。天气晴朗的季节，糖尿病患者可以跟家人、朋友、公司同事一起去近郊有山有水的地方郊游，因为投入大自然的怀抱是调整心情的最好办法。在享受森林浴的同时，尽情享受新鲜的空气。

郊游时，别选择危险的路线，优先选择令人感到轻松的路线。可以乘坐公共汽车到半路下车，或者选择走单程。上坡时步行，下坡时利用交通工具。这样既达到运动的目的又比较安全。

轻装上阵，随身带一些食品、水以便及时补充。

运动中如何补水？

糖尿病患者在运动过程中，除了消耗热量以外，还要消耗大量的水分以及一些矿物质，如果不及时补充，可能会导致机体缺水。因此，在运动过程中，经过一段时间（如 15 ~ 20 分钟）要喝些水，而不是等到口渴时再喝。运动时间较短时，矿泉水、淡茶水较适合。如果运动时间超过 1 小时、运动量较大、出汗较多时，最好喝淡盐水、运动饮料，并适当吃些含糖食物。

如何提高参加运动的积极性？

列出每日计划，最好把计划写下来，并放在醒目的地方，每天提醒自己。跟朋友结伴进行锻炼或选择自己感兴趣的运动项目，这样锻炼时既不会感到枯燥乏味，又容易坚持。还可以将各种运动交替进行，如果长时间进行同一运动，容易失去运动兴趣。

第五章

减重成功
60% 的糖尿病
都可以逆转

持续减重，
糖尿病逆转的关键

新确诊糖尿病的人群采取极低能量饮食，减重 10 千克，可实现 60% 的糖尿病缓解，减重 15 千克可实现 80% 的糖尿病缓解。在 2021 年欧洲糖尿病研究协会大会上，伊尔迪科·林瓦伊教授呼吁："应将减重作为糖尿病治疗的首要目标，减重 15% 以上能够改变 2 型糖尿病患者的疾病进程，而这是其他任何降糖药物所无法企及的。"

大庆研究证实，一位身高 1.7 米，体重 66.5 千克的人，若体重增加 12 千克，体质指数就会由 23 增长至 27（千克 / 米^2），胰岛素抵抗会变为之前的 2.7 倍，β 细胞负担会变为之前的 4 倍。这对 β 细胞来说，如果之前是"一马拉一车"，变胖之后就变成了"一马拉四车"。长此以往，β 细胞难免出现衰竭。研究也证实这部分人 6 年内发生糖尿病的风险增加了 4 倍。30 年间心脑血管病的死亡率增加 60%。

逆转认知 *1* 皮革马利翁效应，减重先建立正向的积极反馈

人不是一下子超重的，而是持续几年、一口一口吃出来的，想要在几个月内就瘦回去，还每天想看到效果，太难了。怎么办？推荐大家用皮革马利翁效应来克服这个心理。

心理学中的皮格马利翁效应是指：如果对一个人传递积极信息，就会使他进步得更快，发展得更好；反之，如果向一个人传递消极反馈，会使其自暴自弃，放弃努力。

大家在减重过程中，要不断给自己正向反馈。减重是一个和自我斗争的长期过程，不会有人每天给你传递积极信息，需要自我建立正向的积极反馈，能帮助减重。

◉ 解读"减重意识"

一般来说，减重计划失败，通常都是心理的原因，请对照下面的情形，只要有一项符合的话，你就应该加强减重意识，想瘦的意念强烈点、再强烈点。

嘴里不停念叨着"不瘦下来不换头像"，但瘦身行动根本一次也没有实行过。

经常说："我太胖了所以……不行。"把肥胖当作借口。

经常以严肃的态度说："我都这么胖了！你们还……"以此来为自己搪塞。

解读

你是不是会有"反正有办法瘦下来"的想法而放松了对吃喝的要求呢？是不是会有因为理想过高，与现实的距离相差太远等原因，而失去了实行减重意愿的现象呢？

当听到"减重"这句话时，经常冲动地想到"我要认真、努力、坚持"。虽然已经下定决心要减重，却又想"明天再开始吧"，以此来逃避现在。

当心中想要减重时就马上买本书回家，但却没有认真地研读和体会。

解读

虽然心里有了决定的事并打算马上实行，不过转眼就忘记了。当想到下个礼拜要去运动时，又会感到心情慌乱。

自认为已经瘦下来了，就将忍耐已久不敢大吃的食物好好饱食一顿。

解读

因为达到了目标体重便感到解放了，不知道"打江山容易守江山难"吗？

逆转认知 2 轻断食完整指南，有效减重和控制糖尿病的安全饮食法

2019 年美国糖尿病协会大会上，科学家展示了间歇性断食对糖尿病逆转的重要成果。

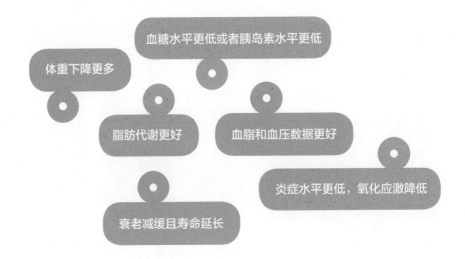

◉ 哪些人适合轻断食

适宜人群　超重（24 ≤ BMI < 28）、肥胖（BMI ≥ 28）的糖尿病前期人群和 2 型糖尿病患者

不宜人群　营养状况不佳的人群
消瘦、BMI < 18.5 的人群
有严重的慢性感染的人群
有中枢神经系统疾病的人群
有严重的心脑血管疾病的人群
贫血、容易出现低血糖的人群
1 型糖尿病患者

● 5 天正常吃，2 天断食日热量控制在 500 ~ 600 千卡

轻断食是指一周有两天"断食"，日摄入能量为 25%，其余 5 天相对正常进食，并配合营养指导。一般来说，女性建议摄入 500 千卡，男性建议摄入 600 千卡。

通常建议选择在周一和周四，当然不是一点不吃，而是在这两天内，把热量缩减到一日饮食的三分之一甚至是四分之一，这是需要相当决心的。因此第一个断食日会有些痛苦，但习惯后，断食就会成为你的第二天性。

600 千卡包括多少食物

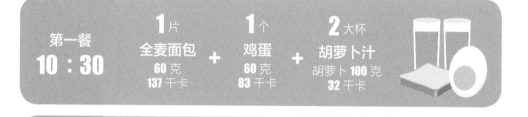

| 第一餐 10 : 30 | **1**片 全麦面包 60 克 137 千卡 | + | **1**个 鸡蛋 60 克 83 千卡 | + | **2**大杯 胡萝卜汁 胡萝卜 100 克 32 千卡 | |

| 第二餐 17 : 00 | **1**中份 荞麦面 荞麦面条 100 克 346 千卡 | + | **1**大杯 黄瓜汁 黄瓜 150 克 24 千卡 | |

两餐合计 **622** 千卡

● 选择食物很重要，拒绝单一饮食

请不要单纯认为碳水热量高而完全拒绝碳水，请不要因为高蛋白食物容易拉长饱足感，就只吃高蛋白食物，因为轻断食是为了让你养成一种长期有效的健康饮食习惯，而不是让你迅速变瘦。而且单一饮食还有一个弊端，就是身体会快速进入瓶颈期，然后你就会认为这种方式不适合你而放弃。

所以"断食"日，高蛋白食物配合血糖生成指数低的食物（低碳水），将会是降低饥饿的利器。

◉ 断食的时间怎么选择

两日断食日没有固定的时间限制，但有调查说，周一和周四是比较合理的，为了长期执行的方便，尽量避免周末。当然这完全取决于你自己。

断食时间的计算方式也不尽相同，可以简单按照一日三餐来计算，如果比较困难，还可以按照 24 小时计算，比如你周四下午 2 点开始断食，那么周五下午 2 点后你就可以恢复饮食了，这样是不是就容易多了。

◉ 找到适合自己的断食餐是成败的关键

断食餐的选择绝对不是千篇一律的，有的人喜欢把一天 600 卡的热量分配给三餐，这样三餐都能吃东西就不会觉得很饿，比较容易坚持，那么你就选择这样的断食方式。有的人就喜欢痛快淋漓地吃一顿，满足一下自己的口腹之欲，那么，也可以在中午的时候吃一顿正餐，通常建议摄取适量的碳水化合物以及高蛋白食物，因为这是降低饥饿感的利器。

◉ 适当补充营养剂

减脂期间，通常我们会要求减脂者补充微量元素、矿物质、维生素等。因为在此期间，尤其是断食日热量摄入骤然减少、营养摄入严重不足，这就需要我们通过其他渠道补足营养，以供身体所需。一般可以补充鱼油胶囊、维生素片或者混合制剂等。

◉ 断食日参考食谱

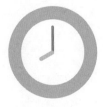

早餐 8 : 00

1 个鸡蛋 + 脱脂 / 低脂牛奶
100 毫升
多种营养素制剂 _____ 粒
鱼油胶囊（1 克）_____ 粒

午餐 12 : 00

水果 200 ~ 450 克

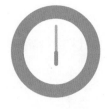

晚餐 18 : 00

主食 25 克，粗细搭配
蔬菜 200 克（水煮）
蛋白质类食物 50 克
多种营养素制剂 _____ 粒
鱼油胶囊（1 克）_____ 粒

逆转认知 **3** 改变吃饭顺序，控糖减重

如果需控制主食的摄入量，就要在吃饭时先吃些蔬菜和高蛋白食物，这样会更容易、更快产生饱腹感。

● 先吃水分高的蔬菜

先吃水分高的蔬菜，因为其含有较多的膳食纤维、水分，可大大提高饱腹感，就能不自觉地减少热量的摄入。一般吃饭时，顺序靠前的总是容易吃得多。

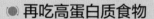

● 再吃高蛋白质食物

鱼肉、鸡肉、大豆及其制品等富含优质蛋白质，不仅帮助增加肌肉量，提高基础代谢率，而且蛋白质属于大分子物质，需较长时间消化（2～4小时），可延缓胃排空时间。

● 最后吃主食

之前进食的食物已为身体提供了一定的饱腹感，此时再吃主食，不仅方便控制整顿饭的总热量，还能预防因血糖骤升骤降导致饿得太快。

小提示

如何烹饪高水分蔬菜

高水分蔬菜的烹煮应尽量用水焯的方式，不要放太多油。焯水应掌握以下原则：

- 叶类蔬菜原料应先焯水再切，以免营养成分损失过多
- 焯水时应水宽火旺，以使投入原料后能及时开锅；焯制绿叶蔬菜时，应略煮即捞出
- 蔬菜类原料在焯水后应立即捞出控干，以免因余热而使之变黄、熟烂

逆转认知 4 不要用食物缓解情绪问题

◉ 你有情绪化进食吗

"忙碌了一天，工作终于完成了，吃点东西犒劳下自己" "一下午没事，好无聊，嘴巴没味道，搞点下午茶" "心情不美丽，必须吃一盒巧克力压压惊"……像这种不是因为真的饥饿，而是为了回应某些情绪所触发的进食，就是情绪化进食。一些人发胖的深层原因实际上是心理问题。如果无法控制情绪化进食，可以考虑找心理医生咨询。

◉ 克服情绪化进食的 4 个方法

找出饥饿的原因
大家不妨记录下每天的进食内容、进食量、进食时间、进食时的饱腹感与之后的饥饿感等。经过一段时间的记录，会慢慢发现负面进食出现的形式及其原因，帮助有效避免

采取其他安慰情绪的方法
比如，别懒懒地躺在沙发上吃零食了，可以选择更积极的方式去替代，如唱唱歌、听音乐、运动、画画等，从这些事情中获得满足感，既提升自身修养又转移注意力

远离诱惑
家里别放过多零食，更别把零食放在茶几、餐桌等显眼的地方，最好藏起来，在一定程度上能减少情绪化进食。如果经常叫外卖，可以把餐单相对健康的餐厅加入收藏，每次点外卖直接从收藏夹里挑选，减少接触炸鸡、蛋糕、奶茶等的机会

吃有利于健康的零食
在解决情绪化暴饮暴食时，不能一刀切，立马就什么都不吃，这样很有可能造成情绪累积至爆发的后果。先用健康食物安抚情绪，化解不受控的食欲，这是可持续性减肥的关键。不妨选择一些低脂、低热量又有饱腹感的食物，如黄瓜、番茄、苹果、牛奶、坚果等

逆转认知 5 没禁住诱惑怎么办？今天犯错明天补救

在减重过程中，任何一次不起眼的小放纵都有可能成为打开潘多拉魔盒的钥匙。有部分人在刚开始减重时，信心满满、对自己要求超严格，结果到了平台期，体重怎么也不往下掉，就有点心灰意冷。一次路过超市没忍住买了一小块蛋糕，打开了暴饮暴食的大门。第一次会有点负罪感，但是心理防线被打破，想要再把持住就是一件难上加难的事情。

● 与美食长期和平共处

减重的过程是需要限制饮食、适当运动的过程，这容易造成精神紧张和疲惫。而这样的情绪很难持续性的进行减重，平衡、自制、愉悦的情绪是很有必要的。如果不早早地学会面对各种美食的诱惑，经常意志薄弱、痛苦压抑，如何能够得到轻盈健康的人生？就算一时咬牙减掉 10 千克，早晚还是可能胖回去的。

牢记前面学习的饮食原则，就知道怎样吃是对的，怎样吃是不对的。如果今天不小心多吃了，明天就有意识少吃一点。

● 列出心愿清单，小小满足一下

面对各种各样的美食，很多人就刚开始就坚决不吃，害怕影响了减重大计。其实，过于严苛的控制反而容易引起报复性暴饮暴食。可以列一个愿望清单，在减重取得阶段性胜利的时候，想吃的东西可以少吃点，小小地满足一下，能更好地继续完成减重目标。

● 用运动弥补放纵的后果

如果没忍住吃了小半包薯片，可以用快走半小时或打羽毛球半小时来弥补。一次饮食放纵后马上进行补偿，能在一定程度上弥补放纵带来的后果。

需要注意的是，如果你长期以延长锻炼时间作为过量饮食的接口，实际上已经属于过度训练了。结果就是，你的身体根本没有时间从过度训练的疲劳中恢复过来，想要减重是很困难的。

逆转认知 6 欺骗大脑"我正在吃饭"的 3 个办法

有很多人可能都有这样的情况，吃的时候挺饱的，但一会儿就饿，大脑就各种明示暗示该去吃东西了，不吃人就什么都不想干了，这时该怎么办？对此，可以参考这 3 个对策，足以把大脑"骗得"服服帖帖。

◉ 喝水

喝水是最简单有效的方法。一天喝水不用刻意限量，推荐 2000 毫升以上的水，约 4~5 瓶矿泉水的量。有些人担心水喝多了容易导致水中毒，这种情况需要短时间内喝够 4000 毫升以上的水，是不太可能做到的。

另外，保证足够的水除了能喝个水饱，还能防止出现酮体。建议小口慢饮，让胃里始终有点东西，减轻饥饿感。

◉ 看见兔子吃什么你就吃什么

有些人的包里或抽屉中，随时准备点像苏打饼干、糖果、仙贝等小食品。这些高油高糖食物只会让你越吃越胖，越吃越饿。有饥饿感时，寻找一些饱腹感强、热量低的食物，如黄瓜、番茄、生菜、萝卜等。简单来说，基本上你看兔子吃什么你就吃什么。

◉ 让膳食纤维占据胃容量

肚子咕噜咕噜叫，说明肚子空了，得想办法让胃充盈一点，补充膳食纤维能帮助占据胃容量。

全谷物、杂豆类、薯类中富含膳食纤维，日常应适当多食。全谷物主要包括未精加工的稻米、大麦、小麦、燕麦等；杂豆类主要包括红豆、豇豆、蚕豆、豌豆等；薯类主要包括红薯、山药等。

还有就是菌菇类，如香菇、平菇等，有很好的吸水、吸附作用，来一碗菌汤，也可以起到很强的饱腹感。

健康减重计划

逆转计划 *1* 需要减几斤，有效制定减重目标

糖尿病前期人群和糖尿病患者在减重过程中应该遵循"调整食谱、限量进食、适当运动"的原则，坚持控制饮食和健康运动，将体重逐步减轻到适合的范围。科学减重需要大家根据自己的身高、体重、年龄、健康状况等，制定合理的目标。

● 将目标分为 3 阶段走

将大目标拆分为若干阶段性的小目标，更容易达成，也会增加减重的信心。建议大家将目标分为初期、中期、后期这三个阶段来执行。

初期	先从微小、可执行的行动开始，比如爬楼梯上班、少吃一块肉、提前一站下车走回家等。
中期	养成习惯，要坚持足够长的时间，直到养成肌肉记忆。一旦养成好习惯，就克服了肥胖的根本原因，帮助稳定血糖。
后期	主要靠习惯驱动行为，饮食控制可以逐渐严格，运动量和动作的难度也可适当增加。

● 体重减轻 5% 就好

研究表明，肥胖人群只需减重 5%，就能显著提高身体对胰岛素的敏感性，改善胰岛细胞功能，从而降低患糖尿病和心脏病的风险。

逆转计划 **2** 记录式减重，戒掉发胖的习惯

● 建立自己的"减重日志"

"想减肥，从明天开始吧！"

"这个任务终于完成啦，要大吃一顿犒劳自己！"

"中午少吃点，因为和同事约好下午茶，准备点奶茶和甜点。"

……

上述情况是不是经常出现在大家的生活里？这里面潜藏着让大家发胖的习惯。想要减重成功，那就先从找出自己的发胖习惯并加以改变开始吧！

决心减重了，就不能停留在只喊口号的阶段。最好将一日三餐、零食、点心、饮料等所有吃下去的东西都罗列出来，并记录下做了哪些运动及家务活、运动时长等，然后再进行客观分析。

看看自己的饮食，戒除不健康的，进行合理饮食；有了哪些好的变化，可以继续坚持下去；哪些地方还需要努力，逐步地改进……这都能帮助自己从心理上、行动上严格执行减重计划。

此外，还可以记录减重的心得体会，若干年后，也是一段难忘的经历。

● 减重日志，从今天开始

今天的饮食

早餐	
午餐	
晚餐	
加餐	
共摄入总热量	

今天的运动

运动形式	
运动时间	
运动强度	
共消耗总热量	

今天的心情	
今天的成就感	
今天的不足	
昨晚睡眠情况	

逆转计划**3** 拒绝空喊口号，减重从现在开始

有些人减重的口号喊得比谁都响，而迟迟不见任何行动，结果体重一点没瘦下来反而可能越来越高。当有了具体的减重目标，现在就可以开始行动了，扔掉高热量高糖的零食饮料、适当开始运动、少点外卖自己做饭、每天量体重、记录减重日志……

保持平和的心态有利于减重

有些人迫切期待减重以后的全新人生：血糖稳定了，身材匀称了，身体健康了。要知道，减重的迫切心情和怎样提高减重成功率是两个问题。先理顺自己的生活，让居所环境清洁整齐，生活更有计划、有规律，心态更积极平和，这样有助于减重成功。

找到同伴一起进步

一个人单枪匹马地减重不容易成功，因为气馁的时候没人打气，瘦下来的时候没人分享。这时候，同伴的支持和经验分享非常重要。推荐大家找一个小伙伴，或者加入减重群、跑圈等，每天互相了解对方的进度、互相鼓励，有利于坚持到成功减重。

谨慎开始，争取一次成功

减重最害怕随便尝试、草草收场、快速反弹，折腾一轮下来很可能伤身又伤心。建议减重者一旦开始，就坚持到底直到成功，并通过持续不断的生活方式改变，将体重维持 6 年不反弹，才能够让体重真正的"长治久安"。

逆转计划 4 烹饪方式来一点小变化

在减重过程中，如果不了解如何烹饪、选材等，会不自觉摄入过多热量，导致减重失败。下面分享一些健康烹饪的方法，有利于科学减重。

◉ 优选炖、蒸、汆、拌等烹调方法

日常生活中，油煎、油炸、焗、红烧、爆炒等耗油较多的烹调方法就别再用了。推荐大家用炖、蒸、汆、拌等烹调方法，一般用油量较少，有的可完全不用油，同样能使菜肴味道鲜美。例如，炖土豆块、清蒸鲈鱼、汆丸子汤、凉拌黄瓜等，放少许油，味道就很好。

◉ 使用低脂烹调用具

推荐大家使用不粘锅、微波炉、烤箱、焖烧锅、炖锅、电锅等，这些锅具在烹饪时不需要太多油。如果偶尔想吃点油炸食物时，可用空气炸锅来做，稍微喷一点油，味道一样美味。

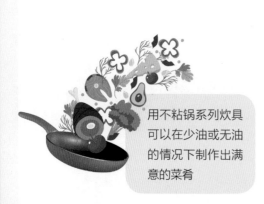

用不粘锅系列炊具可以在少油或无油的情况下制作出满意的菜肴

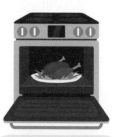

用烤箱烤鱼或烤肉时，可在盘底铺上吸油纸，可吸去溶出的油脂，从而降低食物中的热量

● 拒绝肥肉、去掉肉皮

在烹调猪、牛、羊等红肉前，可先去除肉眼可见的肥肉，能减少脂肪摄入。畜肉、禽肉的外皮也含有较多脂肪，最好在烹煮前去掉。

● 食材切成大块烹饪

鱼、肉、菜如果切得很细小，吸油量自然就多，会增加热量摄入。推荐食材切大块进行烹饪，刀工不要太细。

● 减重推荐的食材

  富含膳食纤维、B 族维生素、铁、钙等，可以增加饱腹感，减少脂肪堆积

  富含优质蛋白质，脂肪含量低，不饱和脂肪酸含量高，能促进脂肪代谢，帮助控制体重

  热量低，富含可溶性膳食纤维和植物多糖，可以帮助降脂瘦身

  是低脂、低糖、高膳食纤维的健康食材。有利于促进肠道蠕动，达到瘦身减肥的功效

  富含膳食纤维，低糖、高水分、低热量，是瘦身佳品

逆转计划 **5** 饮食习惯来一点小变化

养成良好的饮食习惯并持之以恒，有助于减重、保护心脑血管健康。

◉ 细嚼慢咽享受每一口食物

吃饭时，停止狼吞虎咽，开始细嚼慢咽，能帮助减少食物摄入、增加饱腹感、促进营养消化吸收，也可以充分享受吃的乐趣。建议吃一口饭就放下筷子，集中注意力在咀嚼上，慢慢在心中默数咀嚼次数，最好能达到 20~30 次。

◉ 增加仪式感

减重本身是一件单调乏味的事情，如果不能在其中发现一些小美好，可能很难坚持下来。在吃饭的时候增加仪式感，帮助能发现生活中的小美好。

买一些好看的餐具，每天做饭不会痛苦，反倒会享受做饭的感觉。每次吃饭前拍照留念，发朋友圈，很有成就感。

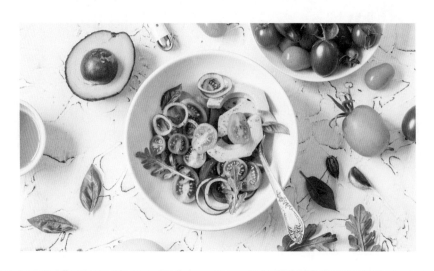

◉ 饭前喝汤、吃水果

不少人习惯饭后喝汤、吃水果，其实这样容易把胃撑大。如果将喝汤和吃水果放在饭前进行，用餐时就可以少吃一点。

一般来说，中餐、晚餐前推荐喝半碗汤，早餐前可适当多喝点，因为经过一夜睡眠后，体内水分消耗较多。喝汤最好在饭前 20 分钟进行，以胃部舒适为度。

水果可在餐前 1 小时吃，有利于减少正餐的摄入量。水果也可以放在两餐间作为加餐，可帮助预防低血糖。

◉ 吃丰富的早餐

早餐丰富点，可以避免午餐前过分饥饿，还能调节人体的新陈代谢，帮助减轻体重。

那什么样的早餐才算达标呢？这里有个"硬指标"，即：一顿营养早餐应该具备 5 个条件——有淀粉类食物、优质蛋白质类食物、富含膳食纤维和维生素 C 的蔬果、适量的坚果和健康的烹饪方式。一顿早餐若能囊括一份全谷物主食、一份蔬菜、一份水果、一个鸡蛋或一杯牛奶、一小把坚果，就是"营养全面、充足、均衡的优质早餐"。

◉ 聪明地吃零食

如果感到饿了，也可以吃点健康零食来缓解。吃零食时，需要注意以下两点。

- 1　零食的热量别忘了算到一天总热量中
- 2　建议选择低糖水果（如草莓、猕猴桃、桃、柚子、樱桃、青苹果、梨等）、酸奶、低脂牛奶、坚果等。

逆转计划 6 生活方式来一点小变化

减重没有一劳永逸的方式，不走捷径，用科学的方式才能坚持到成功。先来盘点下自己的生活方式是不是健康：喜欢喝可乐、奶茶、果汁等含糖饮料？晚饭后就往床上一躺……减重不是短期忍耐之后重新开始大吃大喝不运动，而是告别不健康的生活方式。

◉ 将饮料替换为白开水

含糖饮料、含糖咖啡、果汁等都含有很高的热量，应不喝或少喝，白开水才是减重者最好的饮料。白开水不仅解渴，而且可以促进新陈代谢。

低糖	指 100 毫升饮料中含糖量低于 4.5 克，即每 100 毫升饮料由糖产生的热量低于 18 千卡	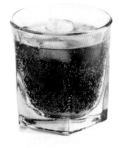
无糖	指每 100 毫升饮料中糖的含量低于 0.5 克	

别被市面上的低糖、无糖字眼给诱惑了。其实喝多了低糖或无糖饮料，与多喝普通饮料一样可以引发各种健康问题。一旦养成了喝饮料的习惯，口味就会变得越来越重，减重成功只会遥不可及。

◉ 别坐着，能动就动动

其实，一些简单的日常行动对于减重也发挥着至关重要的作用。非锻炼活动产热，就是人体每次站起来从事其他活动时，都会消耗一些热量。为了增强非锻炼活动产热的效果，需要做到下面几点。

1　走路时，有意识提高速度。提高走路的速度，即快步走，能消耗更多热量。快速行走 10 分钟，消耗的热量为 44 千卡（男）、37.3 千卡（女）

2　能站着不坐着。站着消耗的热量比坐着时更高，也能够起到锻炼肌肉的作用

3　将车稍微停远一点。有意识地将车停在离停车场出入口较远，或停在离家远的位置，增加走路的距离。中速走 10 分钟，消耗的热量为 38.5 千卡（男）、32.7 千卡（女）

4　每天至少外出 1 次。如果只待在家里势必会减少运动的机会，即使是 10 分钟的散步，也能够消耗一定的热量

◉ 记下自己的进步

体重计、皮尺、计步器、运动手环、心率监控器或秒表等能够帮助大家详细地记录自己每天的运动量和消耗的热量。对比之前的自己，一点一滴的进步会让人感觉很有成就感。不妨用这些工具来记录一下，保持运动量、记录变化。

运动后很饿怎么办？

有的高血糖人群在减重的过程中总是感觉很饿，并且很担心低血糖。其实，运动减重加上饮食控制是非常好的减重手段。如果运动之后感觉饿就大吃大喝，那肯定是不能减掉体重的。

运动后出现这种饥饿感是很正常的，高血糖人群只要顺利度过这个过程，以后就容易多了。循序渐进地减少进食量，每餐少吃一口，发展到每顿少吃一碗。如果在运动时饥饿难耐，可以吃一些黄瓜或者番茄来预防低血糖。

"预进餐"可以减重吗？

"预进餐"也就是提前进餐，网上有一种说法是把晚饭时间提前至下午3～4点，这样可以减重。

其实这是节食减重的一种，靠延长不进餐时间来控制热量，以达到减重的目的。这是一种不靠谱的方法，跟不吃晚餐减重如出一辙。有的减重者只是暂时性的体重下降，但同时新陈代谢也会随之下降。经过长时间的空腹，严重者还会引发一些胃肠疾病，以及内分泌紊乱等现象。减重效果也不明显。对于高血糖人群来说，这样的方式也不利于长期坚持，一旦将进餐时间调整正常，也会出现反弹现象。

吃"酶"可以减肥吗？

不知从什么时候开始，朋友圈吹来一股减肥风——吃"酶"。吃"酶"减肥、排毒、养生到底可不可信？市面上和微信朋友圈某些微商强推的各种神奇功效的酶类产品，是指用各种蔬果等原料进行发酵加工后制成的产品，这类产品成分较为复杂，已不是单纯指酶，还包含了发酵后产生的有机酸、多糖、果胶、维生素等多种物质。即使是食用富含酶的食物，它在胃酸的作用下也会失活，最终只是参与了消化道的代谢，所以"吃酶可以减肥"的说法不靠谱。

第六章

经常熬夜，血糖飙升

每天要保证 7~8 小时高质量睡眠

睡眠差是如何影响血糖水平的

谈到糖尿病高血糖，我们想到的往往是饮食、运动以及遗传等相关因素，很少会想到糖尿病与睡眠也有关系。其实，睡眠也会影响血糖水平。《健康中国行动（2019-2030年）》提倡成人每日平均睡眠时间为 7 ~ 8 小时，但很多人的睡眠时间往往少于这个时间，加上现代社会的生活和工作压力，都会影响睡眠质量。

睡眠差对血糖的影响

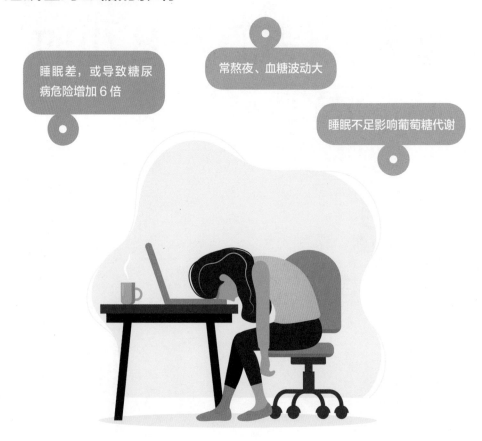

睡眠差，或导致糖尿病危险增加 6 倍

常熬夜、血糖波动大

睡眠不足影响葡萄糖代谢

良好睡眠的三个标准

1　能够顺利入睡，一般是 15 分钟左右即可进入睡眠状态

2　"一觉睡到天亮"，指整个睡眠过程连续、良好

3　醒来时感觉全身舒服、精力充沛

正常人每天都会做 3~5 个梦，不管记不记得住梦境里的内容，都不是睡眠好不好的参考

翻身、每个睡眠周期结束时，都可能有短暂的清醒，清醒后在 10 分钟内入睡就是正常的

实际上，对于大多数成年人来说，能在 30 分钟内入睡就是正常的

如何获得一个
充足的睡眠

规律的起床时间

睡眠是受人体生物节律调控的。固定起床时间、减少白天休息。现在社会工作、学习压力大，有一些不可抗的因素导致熬夜，在熬夜之后不要补觉，日间可以通过午休来进行调整，但是午休的时间尽量不要超过 30 分钟，以免影响夜间的休息

保持你的睡眠环境尽可能暗一些

体内的生物钟会对光线敏感，环境由明到暗，人体分泌褪黑素，我们自然而然睡意朦胧。准备睡眠时，关掉卧室的主光源，打开暖色灯具或点起蜡烛，提供简单照明即可。提前刷牙，或为卫生间换上暖色灯具。确保窗帘可以完全遮光。看书最好在卧室之外

小提示

晚餐吃助眠食物

睡前 3 ~ 4 小时，或者更早的时间内就不要食用容易引起兴奋的食物了，比如咖啡、浓茶、兴奋性饮料等。晚餐也可以安排些有助于睡眠的食物，比如含色氨酸的小米、牛奶等

保持卧室的凉爽舒适

除了光线之外，温度是睡眠环境的第二大关键因素。适宜的温度能让昼夜节律对睡眠的影响充分发挥效应，从而使人快速进入睡眠状态

通常，让房间保持在 16~18 摄氏度就是最理想的，这个温度可以让我们的身体处于一个凉爽（但并不寒冷）的环境中。但也因人因地而有差异。同时，无论气温如何，由温暖慢慢过渡到凉爽，是舒适睡眠的关键

远离电子设备

睡在床上玩手机，这几乎是我们每一个人的习惯。然而，晚上最影响睡眠的电子设备，就是智能手机。理论上，卧室就是一个睡觉的地方，要想静下心来好好修复你的身心，你的卧室只需要一个闹钟或者一台模拟日出自然唤醒灯。但对于大多数人来说，这也显然很难做到。如果是这样，那你至少也要在临睡前停止使用电子设备（手机、电脑、游戏机），并在使用完准备睡觉时，将它们关机。因为，手机的待机灯所发出的亮光就像一道激光，射向你的松果体，从而干扰褪黑激素的分泌。同样的道理，除了手机关机以外，你还应该关掉你卧室中的其他一切灯光，这些都是睡眠障碍的影响因素

进行噪声控制

噪声也是睡眠障碍非常关键的影响因素（此处所说的噪声可不是那种能助眠的白噪声），我们很容易在浅睡眠中被任何噪声吵醒，所以，适当的隔音措施，如：安装双层玻璃窗，是非常有必要的。如果你家里的地板或天花板的隔音效果很差，经常听到邻居在半夜起床走来走去，那你可以使用隔音耳塞。不过其实，如果家里真的是这种情况，只能说很倒霉了，毕竟戴着耳塞也是不舒服的

营造卧室安全感

最后，睡眠修复室需要发挥的最重要的作用，其实还在于能给我们带来安全感和放松感，换句话说，能够减少我们在睡觉时的恐惧感和焦虑感才是最重要的。那么，如何营造卧室的安全感呢？很简单，你可以在睡前检查好门窗是否关好，也可以在床边放一张爱人的照片，或者抱着自己最爱的布娃娃，抑或裹上"安乐毯"睡觉。总之，无论这个物品是什么，只要它能够给你带来足够的安全感就是可以的

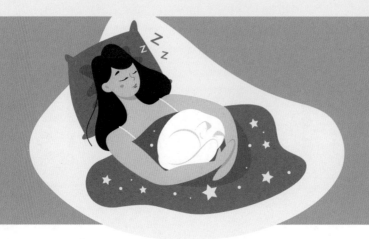

高效睡眠逆战糖尿病计划

逆转计划 **1** 利用好黄金 90 分钟睡眠法则

  很多人应该都听过 8 小时睡眠定律。8 小时睡眠定律是说每天晚上只要睡足 8 小时，我们就可以恢复精力，精神重新变得饱满起来。但有时候我们睡足了 8 小时，却仍旧感到疲惫，有时候明明只睡了 5 个半小时，却感觉精神饱满。这是为什么呢？

  其实这和我们的睡眠周期有很大的联系。我们的睡眠一般由五个不同的睡眠阶段组成，分别是：入睡期、浅睡期、熟睡期、深睡期、快速眼动期，经历这五个阶段所需的时间通常为 90 分钟左右，每个人各有不同，所以遵守这个周期的睡眠方法又被称作 90 分钟睡眠方法。如何保证黄金 90 分钟的睡眠？答案非常简单，就是坚持每天在同一时间睡觉、同一时间起床。在零点到来之前，最迟 22:30~23：00 就上床。

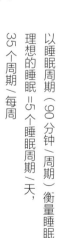

以睡眠周期（90 分钟／周期）衡量睡眠质量理想的睡眠 =5 个睡眠周期／天，35 个周期／每周

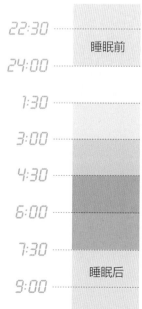

时间		周期
22:30	睡眠前	
24:00	午夜入睡	5 个周期
1:30	1 点半入睡	4 个周期
3:00	3 点入睡	3 个周期
4:30	4 点入睡	2 个周期
6:00	6 点入睡	1 个周期
7:30		
9:00	睡眠后	

逆转计划 *2* 利用体温开关，让身体和思维切换到"睡眠模式"

除了在同一时间睡觉的做法，还可以启动帮助睡眠的两个"开关"，让身体和思维切换到"睡眠模式"。我们先来说说体温开关。

- 体表温度上升（开），热量散发导致体内温度下降（关），能让人尽快入睡

- 在黄金 90 分钟阶段，体温若能顺利下降（关），睡眠质量就会提升

- 随着清晨的来临，体温开始上升（开），人会逐渐醒来

体温怎样调节变化呢？我们主要通过肌肉和内脏产生热量、手脚体表释放热量这两种途径来调节体温。正常来说，我们在入睡前手脚开始变得温暖，体表温度上升，通过体表散发出热量可以让体内温度下降。体表温度和体内温度的差值会缩小到 2℃以内。

具体来说有三大方法可以帮助控制体温开关。

◉ 入睡前 90 分钟进行沐浴

入睡倒计时

○ **21 : 00** 沐浴，在澡盆里泡上 15 分钟，体表温度与体内温度都会升高

○ **21 : 30** 沐浴完毕，体表温度上升了 0.8~1.2℃，而体内温度上升了 0.5℃。此时，身体开始通过出汗等方式释放热量

○ **23 : 00** 通过热量的释放让体温恢复到之前的水平，甚至开始进一步降低，此时就要上床睡觉了

○ **23 : 10** 入睡，体表温度和体内温度的差距缩小到了 2℃以内。

◉ 进行足浴帮助散热

手脚是释放身体热量的重要部位，足浴能改善脚部血液循环，促进热量释放。

◉ 强化体温效果的室温调节

室温过高，身体会大量出汗，容易导致体温过度下降而感冒。室温过低也会导致血液循环不佳，热量无法释放。因此，调节好一个舒适的室温才最有效果。

逆转计划 **3** 关闭脑部开关，让睡眠模式化

大脑处于兴奋状态时，体温就很难降下来，也就难以入睡或保证良好的睡眠质量。所以，关闭"脑部开关"，让大脑切换到睡眠模式，能有效预防睡眠初期节奏紊乱而影响睡眠。简单来说，营造一个宁静幽暗的房间，能有助于让大脑"关机"，尽快进入睡眠状态。保持平常状态，情绪不要起伏，将是大脑开关调至睡眠模式的诀窍。

◉ 单调法则

在单调的状态下，大脑比较容易放空，也会感觉无聊，便会容易犯困。因此我们可以在睡觉前营造单调状态，比起那种"看了让人迫切想知道犯人是谁"的推理小说，不费脑的娱乐活动、一本枯燥无聊的书、一些单调的歌曲更有助于睡眠。

◉ "数羊"的正确方法

数羊的方法原本是指用英语来发音，即"sheep"，与"sleep"发音相近，并且发音简单，念的时候要屏住呼吸，才会起到诱导睡眠的效果。

◉ 798 呼吸法

先用鼻腔缓慢吸气，默数7秒，直到吸满。吸满后屏住呼吸，默数9秒。用嘴巴缓慢呼气，默数8秒，直到完全呼出。

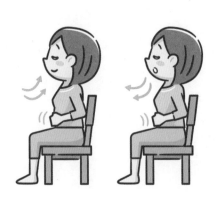

逆转计划 4 调整睡姿，进入高质量睡眠

生活中，常见的睡姿有仰卧、左/右侧卧、蜷卧、俯卧。不管选择哪种睡觉姿势，固定太久或姿势不对，都容易让身体无法彻底休息，关节受压迫，肌肉过度疲劳，循环变差，内脏受挤压，深度睡眠受干扰，因此睡姿要调整好，并且要及时换一换，才能拥有高质量睡眠。

◉ 仰卧：大多数人的首选睡姿

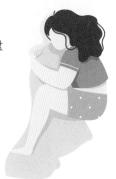

优点

1 体重会均匀分布在全身骨骼，减少颈椎的压力，防止脖子和后背疼痛。

2 垫高枕头后，仰睡是减少胃酸反流的最佳睡姿。

3 皮肤自然放松，没有其他力量牵扯，能减少皱纹的产生。

4 使得胸部能得到最大的支撑，能避免下垂。

缺点

仰睡时舌头自然后缩，阻碍呼吸，会引起和加重打鼾，肥胖者不适宜采用这一睡姿。

调整建议

仰卧者最好选择结实点儿的枕头，压缩后5~8厘米的高度最适合，它能更好地支撑颈部，爱打鼾者可在后背垫一个枕头。

◉ 蜷卧：缓解腰痛、脖颈疼痛和头痛

优点

缓解腰痛，有助于减轻后背疼痛、缓解脊椎间盘压力。

缺点

加重颈脖疼痛和头痛。

调整建议

选择适合的枕头有助于缓解颈脖疼痛和头痛。采用胎儿式睡姿，脊椎和颈脖应保持一条直线。另外，两膝之间可以夹一个枕头。

◉ 左／右侧卧：左侧卧压迫心脏，推荐右侧卧

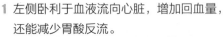

优点

1 左侧卧利于血液流向心脏，增加回血量，还能减少胃酸反流。
2 右侧卧不会使心脏受到其他器官压迫，令睡眠有稳定感。且右侧卧时，肝脏处于低位，供血好，有利于新陈代谢。

缺点

1 左侧卧会使心脏受到其他内脏器官的压迫。
2 右侧卧会影响右侧肺部的运作。

调整建议

无论往哪侧睡，根据每个人肩膀宽度的不同，侧卧时女性枕头高度可保持在 7~12 厘米，男性枕头高度可保持在 11~14 厘米。这样能填补肩部以上的空隙，让头颈部得到完美支撑。

◉ 蜷卧：缓解腰痛、脖颈疼痛和头痛

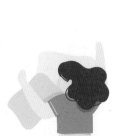

优点

1 减少打鼾的概率。
2 有助于口腔异物的排出。

缺点

1 俯睡易让人在睡眠中流出口水。
2 身体的重量大部分压在胸腹部，压迫心脏和肺部，影响呼吸。
3 增加颈脖及脊椎压力，容易拉伤颈部肌肉、造成肩颈不适、头痛，甚至背痛。

调整建议

最好选择乳胶泡沫或弹簧床垫，这比一般的床垫更能保护脊椎，也可以在肚子下竖着垫一个枕头，以减轻后背压力。

如何预防睡眠中出现低血糖？

晚上应注意检测血糖，如出现睡前血糖偏低，小于6.1毫摩/升，要及时加餐，同时遵医嘱减少降糖药物用量，预防低血糖。反复晨起出现高血糖，不要盲目增加降糖药物用量，要防止夜间低血糖后反射性引起晨起高血糖现象，要及时监测夜间血糖，合理调整降糖药物用量。

此外，还要让患者身边的人知道患者病情，以及什么情况下可能出现问题，及如何帮助患者。为了预防夜间低血糖，睡前可以喝杯酸奶或低脂牛奶，或者吃点水果，3~5 块苏打饼干等。

睡觉怎么才能不打呼噜？

很多人睡觉都会打呼噜，比起震耳欲聋的鼾声，睡眠呼吸暂停综合征的情况更加危险。有研究表明，出现这些情况的患者中，糖尿病的患病率超过40%。

以下为减少打呼噜的措施：

1 减少平躺。因仰卧时舌根后坠，很容易引起打鼾，所以建议常打鼾的人，尤其是肥胖者，不要平躺，以免造成呼吸道阻塞，可调整为侧卧位。

2 枕头垫高点。用两个枕头支撑头部或在枕头下塞本书将其垫高，有助于减轻打鼾，枕头保持一个拳头的高度即可，能使下颌稍微扬起，缓解打鼾。

3 保持鼻腔通畅。如果打鼾是由于鼻腔阻塞造成的，那么让鼻腔通畅即可缓解打鼾症状。如睡前洗热水澡、使用鼻清洗器（早起或临睡前用凉水冲洗鼻腔）以及贴通气鼻贴（睡觉时贴在鼻腔外侧）等都有助于缓解症状。

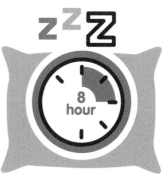

4 及时就医。以上方法仍不能解决时，应及时就医，寻求医生帮助。

糖尿病逆转之后

......

- 血糖平稳了
- 睡觉香甜了
- 疾病远离了
- 身体轻盈了
- 代谢更好了
- 健康靠近了
- 生活幸福了